JN059719

製剤・薬理学から
服薬支援を強化する

倉田なおみ 編著

頻用薬の これ なんで？

じほう

執筆者一覧

■ 編　著

倉田なおみ　昭和大学薬学部社会健康薬学講座 社会薬学部門 客員教授

　　　　　　　昭和大学薬学部臨床薬学講座 臨床栄養代謝部門 客員教授

■ 執　筆

古林 創史　昭和大学薬学部基礎医療薬学講座 薬理学部門 講師

今野　勉　昭和大学薬学部基礎医療薬学講座 兼任講師

篠内 良介　昭和大学薬学部基礎医療薬学講座 薬理学部門 助教

柴田 佳太　昭和大学薬学部基礎医療薬学講座 薬理学部門 准教授

野部 浩司　昭和大学薬学部基礎医療薬学講座 薬理学部門 教授

橋本 光正　昭和大学薬学部基礎医療薬学講座 薬理学部門 兼任講師

黄　洋一　昭和大学薬学部基礎医療薬学講座 薬理学部門 元講師

■ 企画協力

池松 康之　昭和大学薬学部基礎医療薬学講座 兼任講師

原田　努　昭和大学薬学部基礎医療薬学講座 薬剤学部門 准教授

序　文

　患者さんにお薬を渡す際，専用の添付用紙やリーフレットを付ける必要のある薬剤はたくさんあります。その内容は，保存上の注意やよく振るなどの使用上の注意のほかに，患者さんに守っていただかないと十分な薬効が得られない，または副作用が出やすくなる，アドヒアランスに影響するなどの注意事項である場合も少なくありません。例えば，便に出てくるゴーストピルや，ビスホスホネート製剤のように朝起床後すぐに内服し，その後30分は横にならず他の薬剤や食事はとらないなどの注意事項です。これらの情報は，患者の服薬支援や薬剤の適正使用に欠かせないものであり，多くは製剤学や薬理学などの知識がベースとなっています。しかし，添付する用紙に注意事項は書かれていますが，その理由について詳細に書かれているものはほとんどありません。患者さんに注意事項を守っていただくには，その理由の説明が必要である場合も多く，薬剤師が薬学部で学んだ知識を活用してわかりやすく説明することが重要です。

　また，患者さんにわかりやすく，優しく説明するには通り一遍の知識では不十分です。より深く理解しているからこそ患者さんが理解できる説明になるのですが，繁忙な業務のなかで複数ある医薬品の薬理や製剤的な特性を調べ，多岐にわたる薬学知識と結びつけて熟知することは難しいのが現状です。

　そこで本書では，日ごろよく取り扱う医薬品のなかから患者さんへの服薬支援が必要な薬剤を取り上げ，製剤学，薬理学の視点からその根拠がよく理解できるようコンパクトに解説しました。

　業務に追われて時間がとれない薬剤師でも手軽に薬学知識をアップデートすることができます。患者さんにあわせた服薬支援をする手助けに，本書を活用していただければ幸いです。

昭和大学薬学部社会健康薬学講座 社会薬学部門 客員教授
昭和大学薬学部臨床薬学講座 臨床栄養代謝部門 客員教授

倉田なおみ

製剤・薬理学から服薬支援を強化する

頻用薬のこれなんで？

第 1 章 製剤学編

CONTENTS

第2章 薬理学編

CONTENTS

CONTENTS

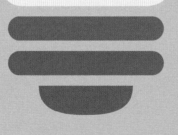

第1章

製剤学編

01 バイアスピリン®錠100mgとバファリン配合錠A81，同じ主成分（アスピリン）なのに注意点が違うのはなぜ？

▼バイアスピリン®錠100mgの添付文書

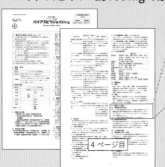

14.　適用上の注意
14.1　薬剤投与時の注意
14.1.1　本剤は腸溶錠であるので、急性心筋梗塞ならびに脳梗塞急性期の初期治療に用いる場合以外は、割ったり、砕いたり、すりつぶしたりしないで、そのままかまずに服用させること。
14.1.2　本剤は空腹時の服用を避けることが望ましい。

▼バファリン配合錠A81の添付文書

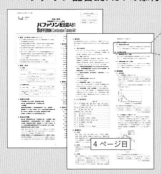

14.　適用上の注意
14.1　薬剤交付時の注意
14.1.1　アルミシートで包装された状態のままで患者に渡すこと。本剤は吸湿により分解されることがある。

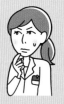

バイアスピリン®錠とバファリン配合錠はともに同じ主成分（アスピリン）だけど…それぞれの製剤で注意点が違うのはなぜ？

〔バイエル薬品株式会社：バイアスピリン錠100mg, 添付文書（2020年8月改訂，第1版）/エーザイ株式会社：バファリン配合錠A81, 添付文書（2020年11月改訂，第1版）より〕

2剤の組成に注目してみよう

1. バイアスピリン®錠

添加物：粉末セルロース，トウモロコシデンプン，**メタクリル酸コポリマーLD**，ラウリル硫酸ナトリウム，ポリソルベート80，タルク，クエン酸トリエチル

性　状：白色の**腸溶錠**（フィルムコート錠）

2. バファリン配合錠

添加物：トウモロコシデンプン，サッカリン，サッカリンナトリウム水和物，タルク，D-マンニトール，ゼラチン，黄色五号アルミニウムレーキ，香料を含む

性　状：アスピリン，**ダイアルミネート**をそれぞれ別の層に配合した**二層錠**で，オレンジの香味をもつ淡橙色の素錠である

製剤に込められた工夫

　バイアスピリン®錠とバファリン配合錠はともに服用時の胃粘膜刺激を低減するよう工夫されたアスピリン製剤である。ただし，この2つの製剤はそれぞれ異なる製剤技術を用いている。

　バイアスピリン®錠は，アスピリンの胃粘膜刺激を低減するために胃内での主薬の溶解を防ぎ，小腸で溶解するよう設計された腸溶コーティング錠である（図1）。同剤のメタクリル酸コポリマーLDはpH5.5以上で溶解する腸溶基剤であるため，服用後の製剤は胃（pH1〜3）では崩壊せず，消化管を通過し，小腸（pH6〜8）にてコーティング層が溶解

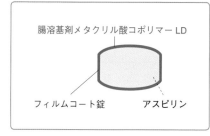

図1　バイアスピリン®錠の内部構造

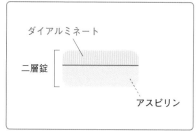

図2　バファリン配合錠の内部構造

しはじめる。そして，小腸にて錠剤が崩壊することで薬効が発揮される。

一方でバファリン配合錠は，アスピリンに加え制酸作用のあるダイアルミネートを配合することで服用時の胃粘膜刺激を低減するよう設計された製剤である。アスピリン（アセチルサリチル酸）はサリチル酸と酢酸のエステル化合物であり，製剤中で単純にアルカリ性成分であるダイアルミネートと混合すると徐々にエステルの加水分解が進行する。そこで，アスピリンの安定性を確保するため両成分を二層錠として分離し，アスピリンの化学安定性を確保している（図2）。

■ アスピリン製剤の取り扱い上の留意点

このように，2つの異なる技術を用いて有効性を高めているアスピリン製剤ではあるが，この違いによりそれぞれの取り扱いには留意しておくことがある。添付文書の適応上の注意の項に，バイアスピリン®錠は腸溶錠であるので，「急性心筋梗塞ならびに脳梗塞急性期の初期治療に用いる場合以外は，割ったり，砕いたり，すりつぶしたりしないで，そのままかまずに服用させること」と記載されている[1]。これは，錠剤を割ったりすることで表面の腸溶コーティング層が破壊され，内部のアスピリンが胃内で溶出し，その粘膜を刺激してしまうからである。

一方，バファリン配合錠では，「本剤は吸湿により分解されますので，アルミシートで包装された状態のままで患者に渡してください」と記載されている[2]。これは，ダイアルミネートに吸湿性があることから，二層に分離されているアスピリンと湿潤したダイアルミネートがその界面を中心に反応し分解が進行するためである。ちなみに，バファリン配合錠を粉砕する場合は湿気を避け，使用期限は2週間弱とすることが望ましいとされている[3]。

バイアスピリン®錠とバファリン配合錠では，簡易懸濁法においても異なる点があります。詳しくは，One More Lectureにて解説します。

4

▨ バイアスピリン®錠とバファリン配合錠，簡易懸濁法に適しているのはどっち？

　本稿では，バイアスピリン®錠とバファリン配合錠の製剤技術の違いについて述べた。これらの違いを押さえておけば，簡易懸濁法を使い薬剤を投与する際の薬剤選択のヒントにもなる。

　バイアスピリン®錠とバファリン配合錠では，どちらが簡易懸濁法において患者への投与に適しているのだろうか（表1）。バイアスピリン®錠は，腸溶性コーティングがあるため錠剤に亀裂を入れる必要がある。一方で，バファリン配合錠はコーティングされていないため温湯に入れるとすぐに崩壊しはじめる。また，バイアスピリン®錠のほうは胃粘膜保護薬を追加する必要があるが，バファリン配合錠はダイアルミネートを含むため胃粘膜保護薬を追加する必要がない。

表1　簡易懸濁法を用いたときのバイアスピリン®錠とバファリン配合錠の違い

	バイアスピリン®錠	バファリン配合錠
温湯に入れるとき	亀裂を入れる必要がある。（腸溶フィルムのため，錠剤のままでは崩壊しない）	そのまま入れる。
崩壊時間	10分（崩壊しにくい）	5分以内（崩壊しやすい）
胃粘膜保護	腸溶錠に亀裂を入れるためアスピリンによる胃腸障害の可能性があり，胃粘膜保護薬を追加する必要がある。	制酸緩衝剤であるダイアルミネートも同時に投与できる。胃粘膜保護薬を追加する必要がない。

▶▶文 献

1）バイエル薬品株式会社：バイアスピリン錠100mg．添付文書（2020年8月改訂．第1版）
2）エーザイ株式会社：バファリン配合錠A81．添付文書（2020年11月改訂．第1版）
3）佐川賢一・監，他：錠剤・カプセル剤粉砕ハンドブック 第7版．じほう，2015

02 シクロデキストリンは魔法の添加物！？

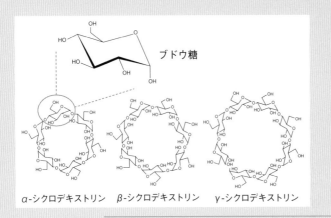

ブドウ糖

α-シクロデキストリン　　β-シクロデキストリン　　γ-シクロデキストリン

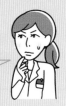

添加物としてよく使用されるシクロデキストリンは
いろんな機能をもっているってほんと？

薬の分子をカプセルのように包み込む

　シクロデキストリン（cyclodextrin）は，「シクロ（cyclo ＝ 環状）」と
「デキストリン（dextrin ＝ オリゴ糖）」の合成語で，ブドウ糖が連なっ
てできたオリゴ糖の両端がつながって環状になった化合物だ。ブドウ糖
が6つ結合して輪になったものを「α-シクロデキストリン」，7つある
いは8つ結合して輪になったものをそれぞれ「β-シクロデキストリン」，
「γ-シクロデキストリン」とよんでいる（**表1**）。

　シクロデキストリンの輪の内側は空洞になっており，内側は親油性
（疎水性ともいう），外側は親水性を示す。これがシクロデキストリンに
さまざまなユニークな性質をもたらす。その最も特異な性質は，空洞の
サイズに応じてそのなかにさまざまな分子を取り込む性質をもっている

表1　各シクロデキストリンの特徴

	α-シクロデキストリン	β-シクロデキストリン	γ-シクロデキストリン
ブドウ糖の分子数	6	7	8
空洞の内径（Å）	4.7〜5.3	6.0〜6.5	7.5〜8.3
水への溶解度 （g/100mL, 25℃）	14.5	1.85	23.2

ことであり，この現象を，包接という（図1）。

　水溶液中では，ゲスト分子は包接と解離の状態が可逆的である。そして包接によりゲスト分子に以下のような特性が付与される。

①可溶化

　水に溶けにくい主薬を包接し，水に溶解させることができる（例：イトリゾール®注）。

②安定化

　紫外線や熱などに弱い物質や，酸化，加水分解されやすい不安定な主薬を包接することで安定化させることができる（例：プロスタンディン®注射用）。

③苦味やにおいの改善

　主薬がもつ苦味や嫌なにおいを感じさせないように改善することができる（例：セチリジン塩酸塩OD錠）。

④その他

　主薬の吸湿性・潮解性の抑制，主薬が液体の場合の粉末化，生物学的利用能（バイオアベイラビリティ）の向上などが期待される。

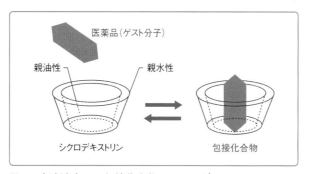

図1　水溶液中での包接化合物のイメージ

主薬の一部としても活躍

オパルモン®錠（リマプロスト アルファデクス）の原薬は，プロスタグランジンE_1誘導体であるリマプロストが生体内でプロスタグランジンE_1（PGE_1）分解酵素によって不活性化されることを防ぐため，α-シクロデキストリンとの包接化合物としたものである。一般名語尾のアルファデクスはα-シクロデキストリンを示している。また，防御機構増強胃炎・胃潰瘍治療剤にウルグート®カプセル/ロンミール®カプセル（ベネキサート塩酸塩 ベータデクス）がある。こちらはβ-シクロデキストリンとの複合体である。これらのシクロデキストリンは，原薬を構成する分子であり添加物ではないが，医薬品の薬効を持続させるための適用例である。

One More **Lecture** ▶▶▶

添加物から調剤に役立つ情報を知ろう──添加物の化学構造とその特長

汎用される添加物の特性を覚えやすくするために，その構造式と物性を以下のように整理した。

1. 糖類（天然素材）

糖類では，分子が大きくなるほど水に溶けにくくなり，水の添加により膨潤（水などの溶媒が高分子に入り込み膨らむこと）する（表2）。

2. セルロース誘導体（その1）

セルロースでは多くの誘導体が添加物として利用されているが，親水性置換基の導入割合（モル置換度）によって，まったく異なる特性をもつようになる場合がある（表3）。

3. セルロース誘導体（その2）

セルロースに導入する置換基の種類を変えることにより，さまざまな性質を付与できる（表4）。

4. 糖類以外の機能性高分子（腸溶性アクリルポリマー）

共重合ポリマーは，その組み合わせによって好みの溶解pHをもたせることができる（表5）。

表2　糖類（天然素材）の構造と特徴

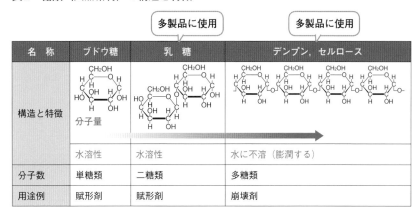

名　称	ブドウ糖	乳　糖	デンプン，セルロース		
構造と特徴	分子量		水に不溶（膨潤する）		
	水溶性	水溶性			
分子数	単糖類	二糖類	多糖類		
用途例	賦形剤	賦形剤	崩壊剤		

表3　セルロース誘導体の特徴（その1）

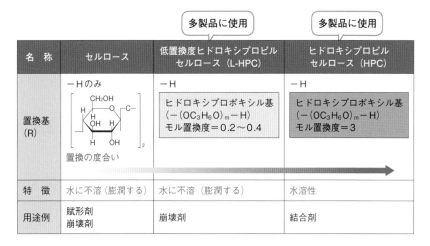

名　称	セルロース	低置換度ヒドロキシプロピルセルロース（L-HPC）	ヒドロキシプロピルセルロース（HPC）
置換基（R）	−Hのみ　置換の度合い	−H　ヒドロキシプロポキシル基（−(OC$_3$H$_6$O)$_m$−H）モル置換度＝0.2〜0.4	−H　ヒドロキシプロポキシル基（−(OC$_3$H$_6$O)$_m$−H）モル置換度＝3
特　徴	水に不溶（膨潤する）	水に不溶（膨潤する）	水溶性
用途例	賦形剤　崩壊剤	崩壊剤	結合剤

表4　セルロース誘導体の特徴（その2）

名　称	多製品に使用 ヒプロメロース （ヒドロキシプロピル メチルセルロース：HPMC）	イソコロナール®R カプセル エチルセルロース	オメプラール®錠, パリエット®錠… ヒプロメロースフタル酸 エステル（HPMCP®）
置換基 （R）	−H ● メトキシ基（−OCH$_3$） ● ヒドロキシプロポキシル基	−H ● エトキシ基 　（−OC$_2$H$_5$）	−H ● メトキシ基（−OCH$_3$） ● ヒドロキシプロポキシル基 ● カルボキシベンゾイル基 　（−COC$_6$H$_4$COOH）
特　徴	水溶性	水に不溶（膨潤しない）	酸性液に不溶，中性からア ルカリ性液に溶解
用途例	可溶性コーティング剤，徐 放化基剤	徐放性コーティング基剤	腸溶性コーティング基剤

表5　糖類以外の機能性高分子（腸溶性アクリルポリマー）の特徴

名　称	タケプロン®カプセル, ATP腸溶錠… メタクリル酸コポリマー LD	セファレキシン複合顆粒 メタクリル酸コポリマー L	アサコール®錠… メタクリル酸コポリマー S
ポリマーの 組み合わせ	メタクリル酸：アクリル 酸エチル（1：1）	メタクリル酸：メタクリ ル酸メチル（1：1）	メタクリル酸：メタクリ ル酸メチル（1：2）
特　徴	pH5.5以上で溶解 溶解pH	pH6以上で溶解	pH7以上で溶解
用途例	防湿コーティング，腸溶 コーティング	同左	大腸デリバリー（腸溶コー ティング）

（EVONIK製品概要パンフレットより引用）

添付文書の組成の項目をみて，「エチルセルロースが入ってい
るから徐放性，メタクリル酸コポリマーだから腸溶性かなー？」
なんて言えたら，他職種の人はびっくり。薬剤師ってかっこ
いいですヨネ！

03 プラザキサ®カプセルを直前にPTPから出すのはなぜ？

▼ プラザキサ®カプセルの患者さん向け資材

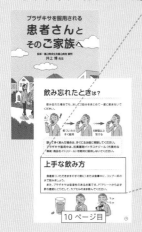

上手な飲み方

　食直前（いただきますのすぐ前に）または食事中に、コップ一杯の水で飲みましょう。
　また、プラザキサは吸湿性のあるお薬です。PTPシートから必ず飲む直前にとりだして、カプセルのまま飲んでください。

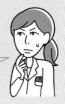

プラザキサ®は吸湿するとどうなる？
インタビューフォームには吸湿性を認めないとあるけど…

〔日本ベーリンガーインゲルハイム株式会社：プラザキサを服用される患者さんとそのご家族へより〕

▨ インタビューフォーム(IF)には吸湿性がないと書いてあるが…

　プラザキサ®の主薬であるダビガトランエテキシラートメタンスルホン酸塩（一般名）は「吸湿性を認めない」とIFには記載されている（図1）。

　ではなぜ，製剤であるプラザキサ®カプセルでは，「本剤は吸湿性があるので，服用直前にPTPシートから取り出すよう指導すること」とされているのだろうか。

図1 ダビガトランエテキシラートメタンスルホン酸塩の構造

添加物により生物学的利用能を維持

　主薬のダビガトランエテキシラートメタンスルホン酸塩は，水への溶解性が低く，特にpH3以下のときよりpH3以上のほうが溶けにくいとされている。そこで，製剤では消化管からの吸収率を維持するために酒石酸を配合して溶解性を上げる工夫をしている[1]。

　プラザキサ®カプセルには，酒石酸のほかにアラビアゴム末，ヒプロメロース，ジメチルポリシロキサン，タルク，ヒドロキシプロピルセルロースが使用されているが，なかでも酒石酸は主薬以上の量が添加されている。薬物は酸や塩基性物質との接触や配合により吸湿を生じ，その結果として分解や変色する場合がある[2]ことは知られているが，本製剤の吸湿性は主薬と配合量の多い酒石酸を中心とした添加物との混合に起因すると考えられる。

　安定性試験では，無包装の本カプセルを高湿度の環境（40℃/75％RH）で1日放置すると，分解物が増えるとともに内容物の水分増加が認められるので，湿度によっては内容物が短時間で湿ってくることになる。そのため，本剤は服用直前にPTPシートから取り出すことが必要になってくる。

　なお，吸湿性とは別の話題であるが，適用上の注意として「カプセルを開けて服用しないこと」とされているが，これは本カプセルの剤皮を開けて内容物のみを服用した場合，カプセルでの服用に比べて主薬の血中濃度が上昇するおそれがある。念のため，患者への注意喚起をしておきたい。

主成分だけでなく，添加物もあわせた物性を考えられるのが薬剤師です。ただ一人ひとりが調べるのは大変ですので，このような情報を薬剤師同士で共有すると，薬剤師の力がupします。

▶▶ 文献

1) 泉川孝一, 他：服薬指導が有効であったダビガトランによる薬剤性食道潰瘍の2例. 日消誌, 111：1096-1104, 2014
2) 脇山尚樹：医薬品の安定性と有効期間. マテリアルライフ, 3：104-109, 1991

04 ペンタサ®錠とアサコール®錠, 効能・効果の違いがあるのはなぜ？

▼ペンタサ®錠（左）とアサコール®錠（右）

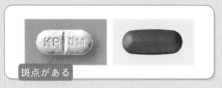

斑点がある

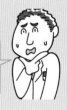

ペンタサ®錠とアサコール®錠は，同一成分であるにもかかわらず効能・効果が異なっている。この2剤は見た目も違うけど……実際はどこが違うの？

潰瘍性大腸炎とクローン病

　ペンタサ®錠とアサコール®錠は，炎症性腸疾患の治療に用いられる製剤である。この2剤は，ともに主薬としてメサラジン（化学名＝5-アミノサリチル酸：5-ASA）を含有しているが，ペンタサ®錠は潰瘍性大腸炎とクローン病，アサコール®錠は潰瘍性大腸炎のみに効能・効果が認められている（表1）。

　この2剤の違いを理解するには，まずは潰瘍性大腸炎とクローン病のそれぞれの特徴をみていきたい。潰瘍性大腸炎は，大腸の粘膜（最も内

表1　ペンタサ®錠とアサコール®錠の効能・効果の違い

	ペンタサ®錠	アサコール®錠
成分名	メサラジン	メサラジン
効能・効果	潰瘍性大腸炎（重症を除く），クローン病	潰瘍性大腸炎（重症を除く）

側の層）にびらんや潰瘍ができる大腸の炎症性疾患である。一方，クローン病は，主に小腸や大腸が病変部であるが，腸以外でも，口から肛門に至る消化管のどの部位にでも起こりうる。また，炎症・潰瘍が飛び石状にできることが特徴とされている。

効能・効果の違いは添加物の違い!?

では，同一成分の製剤であるにもかかわらず，なぜ効能・効果が違うのだろうか。そのヒントは，それぞれの製剤で使用されている添加物にある（表2）。冒頭の製剤写真を見ると，ペンタサ®錠は錠剤中に徐放性粒子（斑点）がある。その徐放性粒子は5-ASAを不溶性のエチルセルロースの多孔性被膜でコーティングした粒子である。エチルセルロースは徐放性コーティング剤であり，消化管内のpHにかかわらず小腸から大腸までの広範囲で5-ASAを少しずつ放出する。

一方，アサコール®錠は錠剤全体がメタクリル酸コポリマーS（腸溶性コーティング剤）で覆われているため，pH7以上で溶解し，主に回腸

表2 ペンタサ®錠とアサコール®錠の製剤的な特徴

	ペンタサ®錠	アサコール®錠
外観（特徴）	斑点入りの素錠で割線を有する	フィルムコーティング錠
添加物	徐放性コーティングの斑点	腸溶性コーティング
	結晶セルロース，エチルセルロース，ポビドン，タルク，ステアリン酸マグネシウム，含水二酸化ケイ素	乳糖水和物，デンプングリコール酸ナトリウム，ステアリン酸マグネシウム，タルク，ポビドン，メタクリル酸コポリマーS，クエン酸トリエチル，黄色三二酸化鉄，三二酸化鉄，マクロゴール6000EP
放出制御に関わる添加物と内部構造のイメージ	水に不溶な添加物でコーティングされた徐放性粒子	pH7以上で溶解する添加物でコーティングされた錠剤

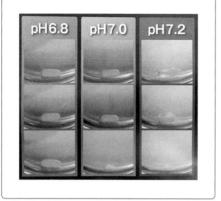

図1 アサコール®錠の各pHにおける溶解
の様子

表3 消化管における各部位のpH

十二指腸：pH5.5～6.5
空腸：pH6.1～7.1
回腸：pH7～8
大腸：pH5.5～7.6

末端から，大腸全域で5-ASAが放出される。図1はアサコール®錠の各
pH試験液での崩壊の様子である。また，十二指腸から大腸までのpHを
表3に示す。

　このように，目的に応じて添加物を工夫することで，ペンタサ®錠は
広範囲にまで薬効を発揮し，アサコール®錠は特定部位のみで作用する
よう設計することができる。

ペンタサ®錠は小腸から大腸の広範囲に作用するため，潰瘍性
大腸炎だけでなく，小腸に病変のあるクローン病にも効果が
期待できます。アサコール®錠は，小腸をそのまま通過し，大
腸で集中的に作用するため，潰瘍性大腸炎の治療に特化した
製剤となっています。

添加物の役割は1つだけではない

　前述したエチルセルロースは，徐放性コーティング以外の目的にも使
用されている。エチルセルロースを主薬と混合しマトリックスを形成す
ることで錠剤や細粒剤などの主薬の放出を制御する目的にも用いられ
る。また，苦味をもっている細粒の表面をエチルセルロースのわずかな

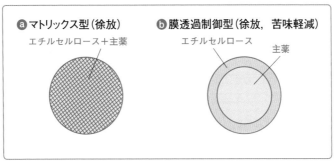

図2　エチルセルロースの異なる使い方とその役割

量でコーティングし，細粒が口腔内を通過する短い時間だけ苦味を抑える目的で使用されることもある（図2）。

製剤の機能を正しく知るためには，製剤に使用される添加物の種類だけではなく，その使用量，さらには製剤内部の構造も知る必要がありますが，種類以外の情報は公開されていません。

腸溶性製剤にする目的

　腸溶性製剤は，①胃で分解するのを避ける，②胃粘膜障害を防ぐ，③作用時間を遅くしたい ── などの目的で使用される。腸溶性にする方法は，低pHでは溶解しないように，中性付近で溶解する高分子の添加物を用いてコーティングする方法が一般的である。臨床で使用されてい

表4　臨床で使用されている腸溶錠の添加物

添加物	腸溶性医薬品の例
セラセフェート （酢酸フタル酸セルロース）	アザルフィジン® EN錠，エリスロシン®錠
メタクリル酸コポリマ―LD （pH5.5以上で溶解）	アデホスコーワ®腸溶錠，エビプロスタット®配合錠DB，MDSコーワ®錠，オメプラゾール®腸溶錠，カルフェニール®錠，バイアスピリン®錠
ヒプロメロースフタル酸エステル	オフタルム®K配合錠，オメプラゾン®錠，チスタニン®糖衣錠，パリエット®錠

る腸溶性コーティング剤を**表4**に示す。よく使用される腸溶性コーティング剤はそれほど多くはないため，確認しておくことをお勧めする。これらを覚えておけば，添付文書で添加物の項目に前述の添加物があれば，その薬剤は腸溶性であると推測することができる。

> 添加物の役割を知ることで，薬物の放出部位を予想することができます。徐放性製剤とするために使用されている添加物はそれほど多くありませんので，薬学部で学んだことをおさらいしてみましょう。

One More **Lecture** ▶▶▶

ブロメラインの製剤上の工夫

　ブロメラインは蛋白質分解酵素であり，生のパイナップルの果実に含まれている。ブロメライン酵素は60℃以上で失活する。ブロメラインの製剤には，軟膏剤と錠剤がある。軟膏剤は，蛋白質分解活性に基づく壊死組織除去作用があり，褥瘡や熱傷面の壊死組織を分解・除去する。

　ブロメライン錠（製品名：ヘモナーゼ配合錠）は酵素剤であり，酵素を構成する蛋白質は熱，pHなどにより失活する。したがって胃酸で薬効を失わないよう腸溶性とする必要がある。そのため，添加物に腸溶性コーティング剤としてセラセフェートが含まれている。

　ヘモナーゼ配合錠の添加物は以下のとおり。

結晶セルロース，カルメロースカルシウム，タルク，乳糖水和物，ステアリン酸マグネシウム，セラセフェート，白色セラック，ヒマシ油，白糖，沈降炭酸カルシウム，アラビアゴム末，酸化チタン，カルナウバロウ，サラシミツロウ，合成ケイ酸アルミニウム，含水二酸化ケイ素

雑学：パイナップルは肉を柔らかくする

　パイナップルに含まれる成分ブロメラインは，蛋白質分解酵素なので肉を柔らかくする働きがある。肉用の調味料である「お肉やわらかの素®」(味の素株式会社)は，塩・こしょうとともに酵素が入っている。この酵素は，とうもろこしなどを原料に発酵させたものであるが，ブロメラインと同様に肉の繊維をほぐす働きがある。ちなみに，ブロメラインは熱に弱いため，60℃以上の熱を加えるとその効果がなくなる。調理する前の肉をパイナップルに漬けておけばその効果は期待できるが，酢豚を作るときに一緒に入れるパイナップルでは調理ですぐに熱が入るため，その効果はあまり期待できない。缶詰のパイナップルを製造する際も熱をかけているので，その効果はないと考えられる。

05 ニトロペン®舌下錠は本当に舌下でなければダメなの？/アイトロール®とニトロール®はなにが違うの？

▼ニトロペン®舌下錠の患者さん向け資材

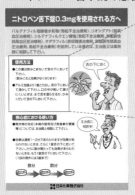

使用方法

●この薬は飲みこまないで舌の下において下さい。
（飲みこむと効果がなくなります）

●アルミ包装より1錠とり出し、舌の下において溶かして下さい。口の中が乾いて溶けにくいときは、水で舌を湿らせるか、かみくだいて舌の下において下さい。

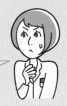

ニトロペン®舌下錠を使用するときには，焦って飲み込まないよう指導しています。実際に服用するとどうなるのだろう…。

〔日本化薬株式会社：ニトロペン舌下錠0.3mgを使用される方へより〕

ニトロペン®舌下錠は飲み込まないで！

　硝酸系血管拡張薬では，代謝物である一酸化窒素（NO）が血管平滑筋へ作用することで血管を拡張させる。これらは一般的に，消化管粘膜よりも口腔粘膜からの吸収率が高いので，舌下錠や口腔錠の剤形で投与するほうが作用の発現は速く，強力であるといわれている。

　特にニトログリセリンは，肝臓での初回通過効果を受け分解されるため，消化管から吸収させても主薬が血中に検出されず無効となる[1]。一方，舌下からの投与では，投与後2〜3分後に期待する血中濃度を示す[2]。そのため，ニトロペン®舌下錠（ニトログリセリン）は服用時に飲み込まないよう注意が必要となる。なお，主薬の初回通過効果を回避する投

与経路として舌下錠や静注のほか経皮吸収（例：ニトロダーム® TTS）がある。

アイトロール®錠とニトロール®錠の違い

硝酸系血管拡張薬には，ニトロペン®舌下錠のほかにアイトロール®錠〔一硝酸イソソルビド（isosorbide mononitrate：ISMN）〕とニトロール®錠〔硝酸イソソルビド（isosorbide dinitrate：ISDN）〕がある。それぞれ似たような名称であるが，実際にはどう違うのだろうか（表1）。

主薬の肝臓での初回通過効果を大きい順に並べると，ニトログリセリン＞ISDN＞ISMNとなる。ISMNは最も肝臓で脱ニトロ化を受けにくく消失半減期が長い。したがって，経口投与で製剤の工夫をしなくても1日2回の服用で効果を発揮する。また，肝機能の良し悪しによる効果の違いが少ないとされる。これに対してISDNは，ニトロペン®舌下錠と比べると初回通過効果を受けにくい薬剤だが，それでも一部脱ニトロ化

表1　硝酸系血管拡張薬

販売名	ニトロペン® 舌下錠0.3mg	ニトロール®錠5mg	アイトロール®錠 10mg/20mg
一般名	ニトログリセリン	硝酸イソソルビド（ISDN）	一硝酸イソソルビド（ISMN）
化学構造	CH_2ONO_2 $CHONO_2$ CH_2ONO_2		
肝臓での初回通過効果による代謝	大きく受けるため，ほとんど分解される	一部受ける	代謝を受けにくい
経口投与	－	○	○
舌下（口腔内）投与	○	○	－
効能・効果	狭心症，心筋梗塞，心臓喘息，アカラシアの一時的緩解	狭心症，心筋梗塞，その他の虚血性心疾患	狭心症

を受けるので，経口投与でのバイオアベイラビリティは5％程度（ISMNはほぼ100％）である。ただし，生理活性はISDNのほうが2倍程度強い。以上のことから3つの主薬の投与経路の違いが理解できるであろう。なおISDNでは，ニトロール®のほかにも用法・用量や効能・効果が異なるいくつかの製剤が市販されていることも念頭に置いておこう。

ある病院の看護師さんからの質問・・・
「医師からニトログリセリンを簡易懸濁するように指示があったのですが，大丈夫ですか？」
答えはもちろんNO！　患者さんが無事で良かった。

One More **Lecture** ▶▶▶

▨ ISDN製剤のいろいろな剤形

　　本稿では，いろいろな硝酸系血管拡張薬の特徴と投与経路について比較した。そのうち，ISDNを成分とする製剤には，ニトロール®錠やニトロール®スプレー，ニトロール®Rカプセル，フランドル®錠，フランドル®テープなどいろいろなものが市販されている。

　　前述したようにISDNは，ニトログリセリンと比べると肝臓での脱ニトロ化すなわち初回通過効果を受けにくいが，ISMNと比べると受けやすく，経口投与された成分の一部は血液を循環する。このため，ISDNは経口剤に加えて口腔内での吸収や皮膚からの吸収を目的としたいろいろな剤形があり，使いやすさによる選択のほか，狭心症，その他のさまざまな治療状況に対応している。表2にはそれぞれのISDN製剤の投与経路とともに効能・効果や用法，薬物動態の特徴などを整理したので参照されたい。

このように添加剤や性状を確認することで，より簡便な投与や適正な使用に近づけることができます。

表2 ISDN製剤のいろいろな剤形とその特徴

販売名	ニトロール®錠5mg	ニトロール®スプレー1.25mg	フランドル®錠20mg	ニトロール®Rカプセル20mg	フランドル®テープ40mg
投与経路	経口／舌下（口腔内）	口腔内	経口（徐放）		経皮
効能・効果	狭心症，心筋梗塞，その他の虚血性心疾患	狭心症発作の寛解	狭心症，心筋梗塞（急性期を除く），その他の虚血性心疾患		
主な用法（成人）	経口：1回1〜2錠を1日3〜4回投与 舌下：1回1〜2錠を投与（発作時投与）	1回1噴霧（発作時）	1回1錠または1カプセルを1日2回経口投与，かまずに服用		1回1枚を貼付，24時間または48時間ごとに貼り替える
薬物動態，その他の特徴	速やかに吸収（20分程度でC_{max}），舌下ではAUCが経口の約3倍	最も速やかに吸収（10分以内でC_{max}），AUCは錠5mgの舌下投与とほぼ同等	ゆっくり吸収（3時間程度でC_{max}）され，徐々に消失		最もゆっくり吸収（12時間程度でC_{max}）され，48時間後でも安定した濃度を維持

血中濃度-時間曲線下面積：AUC　最高血中濃度：C_{max}

▶▶ **文 献**

1) 新エネルギー・産業技術総合開発機構，他：有害性評価書 Ver.1.0 No.139，ニトログリセリン．2008（https://www.ajcsd.org/chrip_search/dt/pdf/CI_02_001/risk/pdf_hyoukasyo/236riskdoc.pdf）

2) Armstrong PW, et al：Blood levels after sublingual nitroglycerin. Circulation, 59：585-588，1979

06 ラミシール®錠とメチコバール®錠, 2つとも色つきのPTPだけど…… 色の濃さが違うのはなぜ？

▼ラミシール®錠

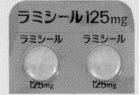

▼メチコバール®錠

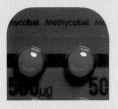

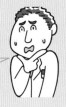

遮光目的でPTPに色がついているようだけど……
薬剤によってPTPの色が違うのはなぜ？

PTPの色は光の波長で決まる!?

　わが国でPTP（press through package）といえば，医薬品の包装形態であることはよく知られているが，どうやらこれは和製英語のようだ。国際的にはPTPではなく，ブリスターパッケージ（blister package）とよばれていて，海外に行く際には注意しておきたい。

　さて，よく知られているPTPの機能は，医薬品を機械的な衝撃から守ることであるが，その他に湿度や光など外部からのストレスを防ぐことにより，薬剤の品質を保つ機能もある。光で劣化しやすい薬剤の場合には，その原因となる波長に応じてその光を遮る着色フィルム，あるいは紫外線カット透明フィルムが使用される。例えば，アリセプト®D錠のように，光子エネルギーの高い紫外線が主薬の主な劣化の原因であれば，その領域のみをカットする透明なフィルムで覆うことで製品の安定性が保たれる（図1）。一方，ラミシール®錠やメチコバール®錠のように，主薬が可視光によって着色などを生じる場合（表1）は，短波長の

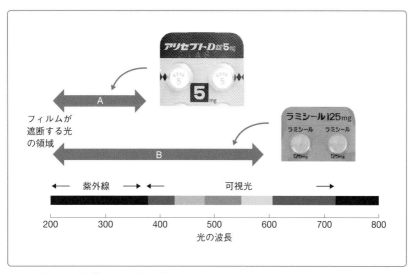

図1　光による劣化の波長依存性と遮光フィルムの選定

表1　ラミシール®錠の無包装での安定性試験（シャーレ開放）

条　件	試験項目	開始時	20万Lux・hr	40万Lux・hr	60万Lux・hr	120万Lux・hr
25℃ 75%RH 1,000Lux	外　観	白色	―	＋(*)	＋(*)	＋＋(*)
	色差(ΔE)	―	0.38	1.02	2.93	5.71
	含量（%）	(100)	100.6	98.3	101.8	100.1

条　件	試験項目	開始時	1ヵ月後	2ヵ月後	3ヵ月後	6ヵ月後
25℃ 75%RH （遮光）	外　観	白色	―	―	―	―
	色差(ΔE)	―	0.78	0.84	1.11	1.07
	含量（%）	(100)	100.8	99.8	100.4	99.5
	崩壊試験（分）	5.7	1.6	1.6	1.7	0.9

　－：変化なし、±：変化の有無が疑わしい、＋：感知しうる変化を認める、
　＋＋：大きな変化を認める、（*）：変色

〔田辺三菱製薬株式会社：ラミシール錠125mg, インタビューフォーム(2017年6月改訂，第12版)より〕

可視光までを遮ることができる着色フィルムで安定性を確保する（図1）。ただし，着色フィルムは透明フィルムと比べてPTP内の製剤が見えづらくなることも考慮し，錠剤が着色するなどの劣化の原因となる光の波長や程度との兼ね合いで，フィルムの色合いや濃さが決められる。調剤指針にも記述されているが，このような包装が施された薬剤に

ついては，やむを得ず包装から取り出す際には遮光した容器などによる管理が必要となる。

▨ 薬剤の吸湿性は包装に注目

　一般的なPTPは，アルミシートを樹脂フィルムで覆ったものである（表2）。このときの樹脂フィルムは単層，あるいは錠剤の保護や防湿などの目的で複層の構造にして使用される（図2）。また，完全な防湿，あるいは遮光をしたいときには，両面アルミシート製のPTPが使用されることもある（例：カデュエット®配合錠）（図3）。ただし，包装外からは製剤が見えないという弱点もあるため，透明のPTPシートをアルミピローで包むことで防湿している製品もある。このように包装に注目することで，薬剤の吸湿性について知ることができる。なお，防湿されている包装の薬剤をアルミピローから取り出す際には，吸湿に注意し

表2　主なPTPの特徴

	特　徴
PVC（ポリ塩化ビニル）	成型性が優れている。
PP（ポリプロピレン）	防湿性が優れている。
PVDC（ポリ塩化ビニリデン）	防湿性を強化している。

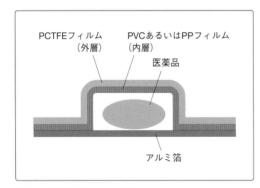

図2　複層のフィルム構造

〔ダイキン工業株式会社，他：防湿・透明性に優れた国産初の医薬品包装用フッ素樹脂（PCTFE）フィルムの本格生産・販売で業務提携（http://prw.kyodonews.jp/prwfile/prdata/0081/release/200206103375/index.html）より〕

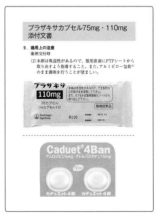

図3　アルミピロー包装／両面アルミシートの薬剤

て保管する。ただ，そもそも PTP から取り出しての一包化に向かない製品（例：プラザキサ®カプセル）もあるので，添付文書などによる確認が必要だ。

包装には，薬剤の特性や取り扱い上のヒントが隠されています。一包化について悩んだら，まずは薬剤の包装に注目してみましょう。

07 PTPが酸素を吸収するのはなぜ？

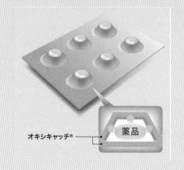

オキシキャッチ® ← 薬品

厳重に包装されている……
このPTPの目的はなに？

［共同印刷株式会社：オキシキャッチICAタイプ：水分不要の酸素吸収フィルム：オキシキャッチ®
アルミブリスター(http://www.kyodoprinting.co.jp/products/landi/industry/oxy.html)より］

医薬品のにおいや酸素を吸収するPTP

　PTPの包装に使用されている樹脂フィルムは，通過する光や湿度を遮断することで医薬品を外部のストレスから守っている。通常のPTPは，フィルム層がストレス要因の通過速度を低下させるだけなので，PTPのポケット内で新たに発生するガスや，すでに存在する酸素，湿度は取り除くことができない。しかし，現在では，薬剤にとって不都合なストレス要因を自ら取り除くという能動的なPTPフィルムが開発されている。

　アルデヒドやケトンなど，臭気のある有機化合物を含む薬剤では，製造後の時間経過とともに微量のガスを放出し，服薬時にパッケージ内に充満したにおいが患者に不快感を与えることがあるため，外包装への脱臭剤の封入が必要になる。

　オルメサルタンメドキソミル錠（オルメテック®錠）は加水分解を受けやすいため，水分存在下での保存によってメドキソミル基の加水分解

を受け，オルメサルタンやジアセチルなどの分解物が生成する。ジアセチルは特有の不快臭があり，服用時に患者の多大な負担となっている。実際に調剤時にヨーグルト臭を感じた薬剤師も少なくないだろう。さらに，ジアセチルはメトホルミンやメシル酸カモスタットを赤色に変色させる性質を有するため，オルメサルタンメドキソミル錠とメトホルミン製剤またはメシル酸カモスタット製剤を一包化することは避けなければならない[1]。

このようなにおいに対して優れた脱臭能を有するPTPフィルムには，においの成分となるガスだけを吸着する材料を添加している。この包装材料は，一度吸着した臭気成分を再放出させないため，継続的に効果を得ることができる（図1）。においを取り除くフィルムのほかに，オキシキャッチという酸素を吸収するフィルムも開発されている（図2）。このフィルムを使用しているPTPではポケット内の酸素を2〜3日以内でほぼ取り除くことができる。

前述したPTPは，それぞれ脱臭剤あるいは脱酸素剤の役割もあわせもっているので，パッケージ内に脱酸素剤などの小袋を入れる必要がなく，それを誤飲するおそれもない。さらにPTPの個々の錠剤ポケットで期待した効果が発揮されるので，箱を開封した後でもPTPから錠剤を取り出さない限り，その効果が持続される。

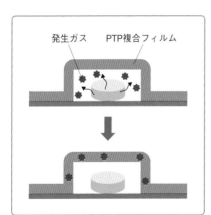

図1　におい吸着包材の吸収イメージ

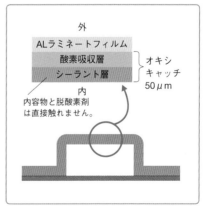

図2　酸素を吸収するPTP

カセッターへの充填は避ける！！

　PTPがにおいを吸収したり，酸素を吸収したりする工夫がなされている場合には，1回量調剤のカセッターへの錠剤の充填は避けるべきである。そのため，一包化を行う際には，包装の特質を知ることも重要であり，今後，PTPが工夫されている製品に関して製薬企業との情報共有が必要となる。

脱臭や脱酸素のできるPTPが増えてくると，患者宅での薬剤保管が簡単になりますね。

▶▶ 文 献

1）特許庁：特開2014-224099. 公開特許公報（A），2014（公開日：平成26年12月4日）

08 口腔用製剤が口の中で付着するのはなぜ？

▼オルテクサー®口腔用軟膏の患者さん向け資材

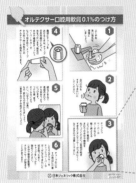

オルテクサー口腔用軟膏0.1%のつけ方

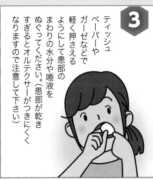

3

ティッシュペーパーやガーゼなどで軽く押さえるようにして患部のまわりの水分や唾液をぬぐってください。患部が乾きすぎるとオルテクサーがつきにくくなりますので注意して下さい）

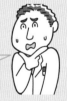

口の中は水分が多いけど……
なぜ付着するのかな？

〔日本ジェネリック株式会社：オルテクサー口腔用軟膏0.1%のつけ方より〕

ハイドロゲルの特異な性質

　口腔内粘膜に適用する製剤の付着には，親水性高分子化合物が水分を含むことによるハイドロゲルの形成が関わっている。では，このハイドロゲルはどうして口腔内粘膜に付着するのだろうか？　ナメクジに塩を振りかけると，体が縮んで体液を含んだ塩の塊がべっとりついたまま動けなくなることは多くの人がご存知であろう。これは，人の皮膚と違ってナメクジは全身が半透膜に相当する粘膜に覆われており，体内と塩との間で生じる浸透圧により体内から水分が塩に移動する。口腔用軟膏〔例：オルテクサー®口腔用軟膏0.1%（トリアムシノロンアセトニドロ

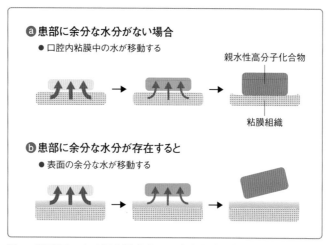

図1　浸透圧による親水性高分子の水和と水の移動のイメージ

〔柴山充弘：日本物理学会誌，72：226-227，2017／
鈴木淳史：表面技術，58：647-654，2007より作成〕

腔軟膏）〕や口腔用貼付剤〔例：アフタッチ®口腔用貼付剤（トリアム
シノロンアセトニド製剤）〕の場合も，製剤中の親水性高分子が水分に
触れると，**図1**のように，ナメクジに振りかけた塩のように高分子が水
分を吸い込もうとする浸透圧が働く[1]。保持している水分が少ない初期
段階では浸透圧は大きく，それが徐々に小さくなり，高分子の水和が完
了すると浸透圧はやがてゼロになる。もし患部に余分な水分がない場合
には（図1a），口腔内粘膜中の水分が高分子に移動するので，高分子が
粘膜表面に吸い付くような力が働く。そのとき，両者の接触点が増加
し[2]，結果として製剤が付着すると考えられる。一方，患部に余分な水
分が存在すると（図1b），粘膜表面にある余分な水分が高分子に移動し
てしまうので，粘膜表面に付着しないままハイドロゲルの水和が完了し
てしまう。そのため，口腔用軟膏の指導箋には，「余分な水分は拭き取
る」といった記載がある。

口腔用貼付剤は裏面でも貼れるのか？

　さて，口腔用貼付剤（例：アフタッチ®口腔用貼付剤）は一方の面が
白色で他方の面が淡黄赤色の二層錠であり（**図2**），患部粘膜に白色面

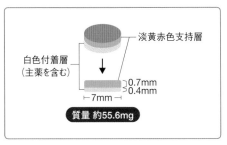

図2　アフタッチ®の構造

を軽くあて，2〜3秒間指先で押さえることで患部粘膜に付着する。では，淡黄赤色の面を患部粘膜に付着するようにしたらどうなるだろうか？　もちろん答えはNoである。

　白色面の層は付着層といわれ，主薬のほかにハイドロゲルを形成する親水性高分子が添加されている。そのため粘膜付着の機能とあわせて適切な速度で主薬が患部に移行するように設計されている（図2）。一方，淡黄赤色の部分は支持層であり口腔内に錠剤が付着している間は錠剤がそのまま保たれるように設計されている。このことからも，正しい向きで患部に貼るよう指導することが重要になる。

アフタッチ®はどちらの面で貼ればいいのか，服薬指導時に患者さんと一緒に確認するようにしましょう。

▶▶文 献
1) 柴山充弘：ゲルの物理と化学の新展開. 日本物理学会誌，72：226-227，2017
2) 鈴木淳史：ハイドロゲル表面の構造と環境調和型ゲルテクノロジー―特異なナノ構造を利用した新しい接着方法の開発―. 表面技術，58：647-654，2007

09 徐放錠なのに2つに 割っても大丈夫なのはなぜ？

▼テオドール錠の患者さん向け資材

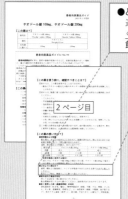

●どのように飲むか？
通常，朝および就寝前に，コップ1杯程度の水またはぬるま湯でかまずに飲んでください。
飲みにくい時は，割線で二つに割って飲んでください。

2ページ目

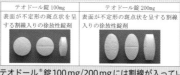

テオドール錠100mg	テオドール錠200mg
表面が不定形の斑点状を呈する割線入りの徐放性錠剤	表面が不定形の斑点状を呈する割線入りの徐放性錠剤

テオドール®錠100mg/200mgには割線が入っている。

徐放錠には主薬の放出を抑えるための特別な工夫がなされているのに，割っても大丈夫なの？

〔田辺三菱製薬株式会社：テオドール錠100mg/200mg．患者向け医療品ガイド（2013年1月更新）より〕

経口（飲み薬）徐放性製剤の仕組み

　飲み薬の服用回数が多いと仕事や生活の中で適切に服用することができず，期待する治療効果が得られないことがある。その解決法として，薬の効果が長く続く徐放性製剤（徐放錠）がある。

　徐放錠は主薬の放出を抑えるための特別な工夫がなされているため，錠剤を分割したり粉砕したりすることができない製品が一般的である。しかし，テオドール®錠のように割線が付与されており，「飲みにくい時は，割線で二つに割って飲んでください」[1] と記載されている薬剤がある。これはなぜだろうか。

　徐放錠について，主薬を放出させる単位（ユニット）の数で分類する

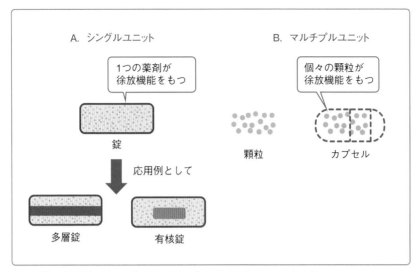

A. シングルユニット

1つの薬剤が
徐放機能を
もつ

錠

応用例として

多層錠　　　　有核錠

B. マルチプルユニット

個々の顆粒が
徐放機能を
もつ

顆粒　　　　カプセル

図1　経口徐放錠のシングルユニットとマルチプルユニットの違い

と，図1のように「シングルユニット」と「マルチプルユニット」に分類される。シングルユニットとは，投与後に薬剤全体から放出制御を行うものであり，錠剤が主となる。一方，マルチプルユニットとは，投与後に崩壊して生じた個々の顆粒より徐放性を示すものであり，顆粒剤や顆粒剤を充填したカプセル剤が主となる。

テオドール®錠はどのような薬剤？

　気管支ぜんそくの治療薬であるテオドール®錠には50 mg，100 mg，200 mgの3つの規格がある。

　このうち，テオドール®錠100 mgと同剤200 mgには割線が施されている。実は，この2つは「マルチプルユニット」であり，図2のように主薬の一部と賦形剤を含むマトリックス部分の間に残りの主薬を含む徐放性の顆粒が分散している。この薬剤を服用するとまずはマトリックスから主薬がすぐに放出し，次いで錠剤が崩壊するとともに中に入っている徐放性顆粒が露出する。そして徐々に顆粒から主薬が放出してくる。図3はテオドール®錠100 mgと徐放機能のない錠剤を服用した際の薬物動態を比較したものである[2]。

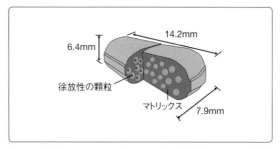

図2　テオドール®錠100mgおよび同剤200mgの断面

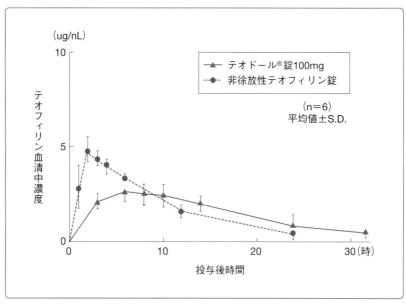

図3　テオドール®錠100mgおよび非徐放性テオフィリン錠単回投与時のテオフィリン血清中濃度推移

［田辺三菱製薬株式会社：テオドール錠.インタビューフォーム（2009年2月改訂.第9版）］

　テオドール®錠100mg，200mgの内部はこのような構造のため，割線を2つに割っても顆粒が壊れない限り徐放の機能は保たれる。ただし，マルチプルユニット型の薬剤であっても顆粒が破壊してしまうと急激な薬の放出が起こり重大な副作用が現れる危険性があるので，かまずに飲むように指導することと，粉砕は避けることが重要だ。なお，テオドー

ル®錠50 mgは，マトリックス型のシングルユニットであり[3]，異なる技術が使われている。

　テオフィリン徐放錠にはテオドール®錠のほか，テオロング®錠（50 mg，100 mg，200 mg）とユニフィル®LA錠（100 mg，200 mg，400 mg）も市販されている。これらの薬剤もマルチプルユニットであり割線入りの錠剤は2つに割って服用することが可能だ。ただし，徐放のための技術は3つのブランド間で異なり，単回服用した際の持続性（血中濃度のピークに達する時間など）も異なる[4],[5]。このため，テオドール®錠とテオロング®錠は1日2回の服用（テオドール®錠は気管支喘息では1日1回も可）となり，ユニフィル®LA錠は1日1回の服用なので効能・効果の違いとともに用法・用量にも留意しておこう。

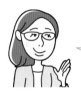

学生時代に学習したDDS（drug delivery system）が棚に並んだたくさんの薬で使われています。実習生自身に徐放性のしくみを調べさせ，大学での講義と結びつけると，実務実習がより充実します。

▶▶ 文 献
1) 田辺三菱製薬株式会：テオドール錠100 mg/200 mg，患者向け医薬品ガイド（2013年1月更新）
2) 田辺三菱製薬株式会：テオドール錠，インタビューフォーム（2009年2月改訂，第9版）
3) 藤島一郎・監：内服薬経管投与ハンドブック：簡易懸濁法可能医薬品一覧．じほう．2015
4) エーザイ株式会社：テオロング錠，インタビューフォーム（2020年4月改訂，第13版）
5) 大塚製薬株式会社：ユニフィルLA錠，インタビューフォーム（2018年10月改訂，第13版）

10 徐放錠が1日1回の 服用でいいのはなぜ？

> 放出制御製剤は主薬を長時間放出し続け，持続的な効果を維持することで仕事や生活の質の向上に役立っている。

> こんなに長時間主薬を放出し続ける経口剤があるなんて…

［ヤンセンファーマ株式会社：コンサータ錠18mgより］

経口徐放性製剤の設計は難しい

　医療現場では少ない投与回数と安定した治療効果の持続を目的として多くの経口徐放性製剤（徐放錠）が使われている。

　ところで，長時間（例えば12時間）にわたって主薬を放出するような設計は思いのほか難しい。というのは，このような薬剤では，一般の徐放錠が目標としている十二指腸や小腸だけでなく，大腸（結腸）に移動後も主薬を放出し続けるということが期待されている一方，消化管内はその部位によってpH，水分量，消化液の粘性などの生理的な状況が異なるからである。加えて，薬剤は消化管運動による機械的な影響も受ける。

リザーバー型から浸透圧を利用した薬物放出制御システム（OROS®）へ

　薬剤を放出制御のメカニズムで分類すると，主薬を含有する錠剤また

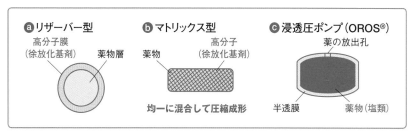

図1 代表的な経口剤の放出制御のメカニズム

は顆粒を高分子皮膜でコーティングしたリザーバー型（膜透過制御型）と，主薬をゲル形成可能な高分子やワックスなどの基剤中に分散させたマトリックス型が代表格となる[1), 2)]（図1a，b）。

　リザーバー型は，主薬を含有する錠剤または顆粒を高分子皮膜でコーティングしたものであり，主薬の放出速度は内部の主薬が充分（溶解度以上の量）ある間はほぼ一定の放出速度となるが，残りの主薬が少なくなるにつれ時間とともにその速度は減少する。

　この欠点を補うべく登場したのが浸透圧ポンプ型という機構である（図1c）。半透膜で作られたリザーバー内に封入した主薬を塩化ナトリウムなどで生じる浸透圧を駆動力にして，リザーバー壁にあけられた小孔から一定の速度で主薬を放出させる。これがOROS®とよばれる技術である[3)]。この技術は，半透膜の内部を薬物（主薬）層と水の浸透で自らが膨らむプッシュ層とよばれる部位に分けることで，より浸透圧による駆動力が強化され（例：インヴェガ®錠)[4)]，さらには，図2のように服用直後に生じる無放出時間（ラグタイム）を解消すべく半透膜の外部を速放性の薬物（主薬）層でコーティングされた薬剤（例：コンサータ®錠)[5)]へと進展した。

　AD/HD患者の治療薬であるコンサータ®錠では，主薬の約22％を含む速放部は服用してから1〜2時間までの症状のコントロールに，また徐放部は残りの主薬を濃度の異なる2つの層から意図する速度で徐々に放出することで通常の薬剤を1日3回投与したときに近い血中濃度推移を実現し，昼間の活動に必要な12時間の薬効を1回の服用でカバーできる薬剤となっている[6)]。

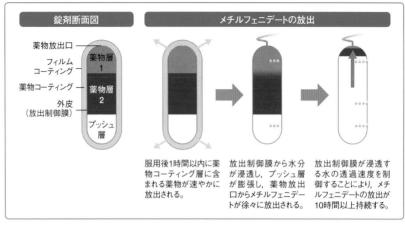

錠剤断面図	メチルフェニデートの放出

薬物放出口 ─ 薬物層1
フィルムコーティング
薬物コーティング ─ 薬物層2
外皮（放出制御膜）
プッシュ層

服用後1時間以内に薬物コーティング層に含まれる薬物が速やかに放出される。

放出制御膜から水分が浸透し，プッシュ層が膨張し，薬物放出口からメチルフェニデートが徐々に放出される。

放出制御膜が浸透する水の透過速度を制御することにより，メチルフェニデートの放出が10時間以上持続する。

図2　コンサータ®錠の構造と放出制御のしくみ

〔ヤンセンファーマ株式会社：コンサータ®錠　薬剤師のみなさまへ　適正使用のための手引きより〕

▨ ゲルを利用したマトリックス型から 持続吸収型経口徐放システム（OCAS®）へ

　一方，マトリックス型の薬剤は，主薬をゲル形成可能な高分子やワックスなどの基剤中に分散させたものである。

　従来型のゲル形成錠は，服用後ハイドロゲルを形成するマトリックスに水分が浸透し，これに伴って主薬が徐々に放出されるが，水分の浸透が薬剤の芯部分にまで到達しにくいため，水分の少ない消化管下部では主薬を放出させることが難しかった。この弱点を補ったのがOCAS®である。OCAS®ではポリエチレンオキサイド（PEO）などのハイドロゲル形成高分子に水溶性の高い添加物（ポリエチレングリコール）を配合することでゲル化を促進させ，水分の多い消化管上部で錠剤の内部まで十分に水を吸収させておくことにより水の少ない結腸到達後においても一定時間消化されず，主薬の放出と持続的な血中濃度の維持を可能とした（図3，図4）。さらにゲル強度も増すことで消化管運動による機械的な力に対して主薬の過量放出を防止することにも寄与している[7]。

　本技術は，タムスロシン塩酸塩の徐放錠（Tamsulosin OCAS）として欧州など多くの国で販売されているほか，わが国ではベタニス®錠25mg，同錠50mgに適用されている。

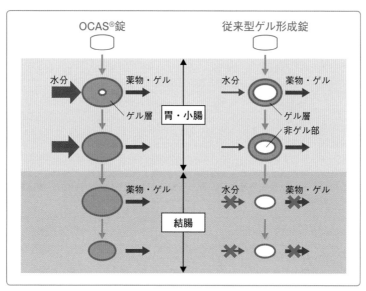

図3 OCAS® および従来型ゲル形成錠の消化管内におけるゲル形成および
薬物放出の模式図

〔迫和博：薬剤学, 64：153 -158, 2004〕

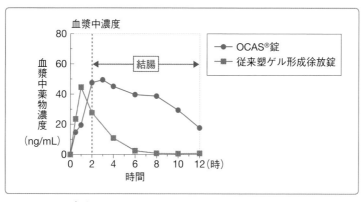

図4 ニカルジピンを含有するOCAS® 錠および従来型ゲル形成徐放錠を
イヌに絶食下経口投与したときの血漿中薬物濃度推移

〔迫和博：薬剤学, 64：153-158, 2004〕

新しいDDSが次々と開発されています。OROS®は国家試験にも出題されています。薬剤師は生涯，学習が必要ですネ！

▶▶文 献
1) 日本薬学会：薬学用語解説（https://www.pharm.or.jp/dictionary/wiki.cgi）
2) 西田孝洋：ドラッグデリバリーシステムの進歩（薬学講習会）．2005
（http://www.ph.nagasaki-u.ac.jp/openseminar/data/pharma/050710 b.pdf）
3) 東條角治：薬物送達システムと粉体工学．粉体工学会誌，27：761 -765，1990
4) ヤンセンファーマ株式会社，インヴェガ錠，インタビューフォーム（2018年11月改訂，第8版）
5) ヤンセンファーマ株式会社，コンサータ錠，添付文書（2020年6月改訂，第11版）
6) Swanson JI, et al：Development of a new once-a-day formulation of methylphenidate for the treatment of attention-deficit/hyperactivity disorder：proof-of-concept and proof-of-product studies，Arch Gen Psychiatry，60：204 -211，2003.
7) 迫和博：結腸吸収を利用した持続吸収型経口徐放システムOCAS™の開発．薬剤学，64：153 -158，2004

11　チュアブル錠はかみ砕く必要があるのはなぜ？

▼ピートル®チュアブル錠の患者さん向け資材

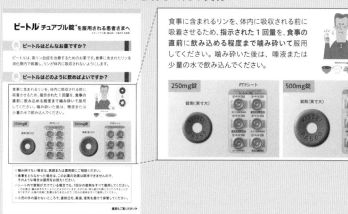

食事に含まれるリンを、体内に吸収される前に吸着させるため、指示された 1 回量を、食事の直前に飲み込める程度まで噛み砕いて服用してください。噛み砕いた後は、唾液または少量の水で飲み込んでください。

［キッセイ薬品工業株式会社患者指導せん：ピートル®チュアブル錠を服用される患者さまへ（A5 サイズ）より］

▨　チュアブル錠とは？

　ほとんどの薬は，かみ砕かず飲むように設計されて作られているが，「チュアブル錠」はかみ砕いて服用する。錠剤を飲み込むのが苦手な小児や高齢者にとってはかみ砕くことにより服用が容易になるし，かみ砕いてしまう患者にも便利である。また，水がなくても服用できるため，水分制限のある透析患者用の薬剤として使用されている。また，チュアブル錠は錠剤が大きいので，服用量が多い薬剤に適していることや味つけや口あたりをよくすることが可能であることもメリットだ[1]。

　ちなみに，チュアブル錠は，かみ砕いて服用する薬剤のため，「服用時の窒息を防止できる形状とする」と日本薬局方で規定されている。こ

の規定があるのは本剤形のほかにはトローチ剤があるが，トローチ剤は経口投与する薬剤ではなく口腔，咽頭などの局所に使用する薬剤なので違いを押さえておこう。

かまないと効果がでない？

　チュアブル錠のなかには，十分にかみ砕くことが薬効を得るために必要なものもある。ホスレノール®（炭酸ランタン水和物）チュアブル錠は，慢性腎臓病による高リン血症改善治療薬であり，水分制限を受けている患者が多いことから，水なしで服用できる。しかし本剤は錠剤中に崩壊剤を含まず，「口中で十分に噛み砕き，唾液または少量の水で飲み込むよう指導する」[2]ことが必要である。さらには，かみ砕く回数の違いが薬剤の効果（血清リン値の減少）に影響することも報告されている[3]。

　その一方，ホスレノール®と同様の薬効をもつピートル®チュアブル錠250 mgおよび同錠500 mg〔スクロオキシ水酸化鉄（リン酸を取り除くからピートル！）〕は，中空のドーナッツ型で直径がそれぞれ16.5 mmおよび20.5 mmと大きいものの，主薬が分散・懸濁しやすい性質があることから薬剤は10～15分で崩壊する。そのため，本剤は治療効果にかみ砕き回数は影響せず「飲み込める程度まで噛み砕いて服用」[4]すればよいことになる。また，気管支喘息などの治療に使われるキプレス®チュアブル錠5 mg，シングレア®チュアブル錠5 mg（一般名：モンテルカストナトリウム）のように添加物としてクロスカルメロースナトリウムという崩壊剤を含んでおり，「口中で溶かすか，かみ砕いて服用」[5]することができるチュアブル錠もある。

　このように，チュアブル錠を投薬する場合は，その服用性（服用のしやすさ）を説明するとともに，その薬剤がどの程度咀嚼する必要があるのかを理解したうえで服薬指導することが重要である。

・・・・・・・・・・
One More **Lecture** ▶▶▶
・・・・・・・・・・

　ホスレノール®チュアブル錠は口中での咀嚼についての服薬指導が必要だが，「十分にかみ砕いてってどのくらい？」と患者から質問があるか

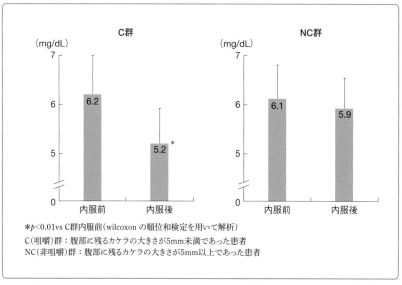

図1　炭酸ランタン内服前後の血清リン酸濃度の変化

〔中田敦博他：Therapeutic Research, 32：661-666, 2011より〕

もしれない。具体的には「10回以上のかみ砕きをするよう指導することが望ましい」との報告[3]があるので参考にしてほしい。

　概要は次のとおりである。透析患者に対する研究にて，チュアブル錠服用後に腹部に残るカケラの大きさが5mm以下の患者で平均血清リン値の有意な低下が認められ（**図1**），管理目標値である3.5〜6.0mg/dLも達成した。そして，カケラの大きさを5mm以下にするには10回以上咀嚼する必要があることが別のデータにて明らかになっている。

かみ砕く回数まで患者さんにお伝えしていますか？

▶▶ **文 献**

1) 深水啓朗，他：こんなときにつかえる製剤学―処方提案・服用指導の説得力UP！．
月刊薬事，58：3253-3324，2016

2) バイエル薬品株式会社：ホスレノールチュアブル，インタビューフォーム（2020年1月
改訂，第1版）

3) 中田敦博，他：炭酸ランタン内服方法の検討．Therapeutic Research, 32：661-666，
2011

4) キッセイ薬品工業株式会社患者指導せん：ピートル®チュアブル錠を服用される患者
さまへ（A5サイズ）

5) MSD株式会社：シングレア，インタビューフォーム（2019年4月改訂，第39版）

12 OD錠はかみ砕いてもいいの？

▼ランソプラゾールのOD錠の患者さん向け資材

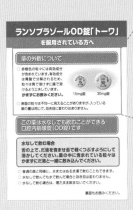

薬の外観について

○ 赤橙色の粒々には有効成分
が含まれています。有効成分
は胃酸で分解されるため、
粒々は胃で溶けずに腸で溶
けるよう工夫しています。
かますにお飲みください。

15mg錠　　　　30mg錠

○ 表面の粒々は不均一に見えることがありますが、入っている
薬の量は同じで、効き目に変わりはありません。

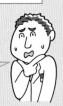

OD錠は服用すると即崩壊する
薬剤なのだから，かんでも問題
ないはず？

〔東和薬品株式会社：ランソプラゾールOD錠「トーワ」を服用されている方へ
（https://med.towayakuhin.co.jp/medical/product/fileloader.php?id=31993&t=0）〕

OD錠のメリットとは

　口腔内崩壊錠（慣用的にOD錠とよばれる）は，唾液や少量の水で速
やかに口の中で崩壊するので，高齢者や飲み込む力が弱まっている患者
などでも無理なく服用できるように配慮されている。また，OD錠は水
を飲んでも飲まなくても効き目に差がないように設計されており＊，承
認上の剤形の一つとして日本薬局方にも掲載されている。

　OD錠は口腔粘膜からの吸収を期待した薬剤ではないので，舌下錠や
バッカル錠とは目的が異なることは覚えておこう。

表1　OD錠の主な技術と製品の例

技術の分類とその概要		特　長	製品例
液体乾燥法 （鋳型錠）	PTPポケットなどの容器に充填された薬物を含む懸濁液または溶液を凍結乾燥などで乾燥する。	極めて速やか（数秒以内）に崩壊・溶解する。	ジプレキサ®ザイディス®錠 エビリファイ®OD錠
湿潤粉体成形法 （湿製錠）	特殊な打錠機にて湿った粉体を成形した後に乾燥する。	ザラツキが少なく服用性に優れる。	アリセプト®D錠
乾式打錠法 （一般錠型）	一般的な錠剤の製造法をもとに，速やかな崩壊を達成するため添加物などによる工夫をして製する。	腸溶性粒子や徐放性粒子などを含有することができる。	ランソプラゾールOD錠 ハルナール®D錠 アムロジン®OD錠

　OD錠がどのような技術で作られるかを**表1**にまとめた[1), 2)]。日本ではこの剤形の崩壊時間に規制はなく（米国では約30秒以内[3)]），なかには崩壊に時間がかかるものもある。普通の錠剤と作り方が同じで吸水によって崩壊力を発揮する添加物を多く使っているOD錠は，唾液が少ないと崩壊しない傾向がある[4)]。

＊OD錠の承認取得には，服用の際に水を飲んだ場合と飲まなかった場合に生物学的利用能（吸収の量と吸収の速さ）に差がないことを示す必要がある。

▓ OD錠は粉砕してもよい？

　さて，この服用しやすいOD錠には，注意点がいくつかある。まずOD錠には"即崩壊"というイメージがあるためか，すべて粉砕（つぶし）がOKと思われがちである。しかし，別稿でも取りあげたように，OD錠のなかにはマルチプルユニット型とよばれる特殊な工夫を施した多くの粒子が分散しているものがある（図1）。

　例えば，排尿障害改善薬のハルナール®D錠（タムスロシン塩酸塩）には，主薬を含んだ徐放性の粒子が含まれている[5), 6)]ので，これをゴリゴリすりつぶすとその徐放性が失われ，結果として血中濃度が急に上昇するリスクがある。また，プロトンポンプ阻害薬のランソプラゾールOD錠（ランソプラゾール）には腸溶性の粒子が含まれている[5), 6)]ので，すりつぶすと腸溶性が失われることで主薬が胃酸で分解され，期待した

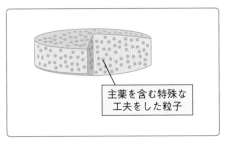

主薬を含む特殊な
工夫をした粒子

図1　マルチプルユニット型OD錠の模式図

効き目が望めなくなる。

　その他，OD錠は「他のくすりと一緒に水で飲んでも差し支えないこと」，「寝たままの状態のときは水なしでは飲まないようにすること」，「なかには吸湿性が高いものがあるので，そのような錠剤は飲む直前に包装から取り出すようにすること」[7]も重要な情報だ。

　OD錠の粉砕の可否については，患者用指導箋や粉砕ハンドブックなどからの情報が役に立つ。

OD錠であっても徐放性の製剤があります。創意工夫がなされている錠剤であることを説明し，「つぶさないで！」と他職種や患者さんに理解してもらうことが大切です。

▶▶ **文　献**

1) 森田豊：バリアフリー製剤の現状：速崩壊型錠剤を中心に．薬剤学，64：294-299，2004

2) 増田義典：クスリ新時代を拓いた口腔内崩壊錠－普遍化への道．ファームテクジャパン，30 45-49，じほう，2014

3) U.S. Department of Health and Human Services Food and Drug Administration Center for Drug Evaluation and Research（CDER）：Guidance for Industry：Orally Disintegrating Tablets，2008（https://www.fda.gov/media/70877/download）

4) 村山信浩，他：ファモチジン含有速崩壊性錠剤の崩壊性の比較．昭和大学薬学雑誌，2：2-149，2011

5) アステラス製薬株式会社：ハルナールD錠，インタビューフォーム（2020年3月改訂，第12版）

6) 東和薬品株式会社，ランソプラゾールOD錠，インタビューフォーム（2017年10月改訂，第21版）

7) PMDA：くすりQ&A．知っておきたい薬のはなし「Q10今まで飲んでいた錠剤が，同じ成分で水なしで飲める錠剤（口腔内崩壊錠（こうくうないほうかいじょう））に変更になりました。くすりの効果に差はないのでしょうか。」

13 速崩壊型錠剤とOD錠はなにが違うの？

▼マグミット®錠が崩壊する様子

投入1秒後　　約4秒後　　約7秒後
　　　　　　崩壊の外観

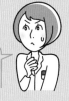

> OD錠ではないのに早く崩壊する錠剤があるけど，
> なんで早く崩壊するの？

［マグミット錠パンフレットより，崩壊挙動の写真より］

OD錠と速崩壊性錠剤の違い

　OD錠の承認取得には，服用の際に水を飲んだ場合と飲まなかった場合に生物学的利用能（吸収の量と吸収の速さ）に差がないことを示すデータを添えて申請している。しかし，OD錠と同様の崩壊性があっても，そのデータを出さなければ通常の錠剤としての承認となってしまう。OD錠と同様の崩壊性がありながら，通常の錠剤として承認されたものを速崩壊性錠剤とよぶ。

錠剤の崩壊機序

　錠剤の崩壊機序は，①膨潤，②粒子変形，③毛細管現象，④粒子間反発——の4種が提唱されている（図1）。いずれの崩壊機序においても，まずは錠剤内部に水が浸入することで錠剤は崩壊し始める。錠剤内部に水が浸入しやすい構造とは，例えばスポンジのような細孔の多い

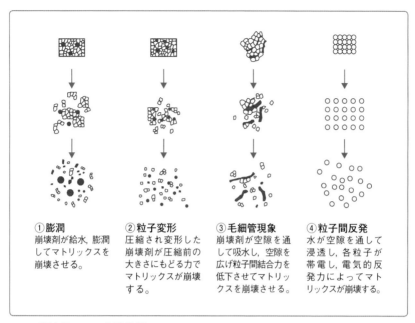

図1　崩壊錠による崩壊機構

〔矢羽々豊・編：添加材の特性・選び方・使い方ノウハウ集. 技術情報協会，p31-34 より〕

①膨潤
崩壊剤が給水，膨潤してマトリックスを崩壊させる。

②粒子変形
圧縮され変形した崩壊剤が圧縮前の大きさにもどる力でマトリックスが崩壊する。

③毛細管現象
崩壊剤が空隙を通して吸水し，空隙を広げ粒子間結合力を低下させてマトリックスを崩壊させる。

④粒子間反発
水が空隙を通して浸透し，各粒子が帯電し，電気的反発力によってマトリックスが崩壊する。

ポーラス（多孔質）な構造が最適と示唆される。このようなポーラス構造は水が浸入しやすいだけでなく，その侵入速度も速やかであり，結果的に錠剤内部の崩壊剤に速やかに水が到達し，錠剤の崩壊時間は短くなる。ただし，ポーラスな構造は相対的に錠剤強度が著しく弱くなり，医薬品として必要な強度を確保しづらく，輸送や取扱いに課題が残る。

どうしたら早く崩壊するようになるのか

　速崩壊性錠剤の一つであるマグミット®錠は，日局崩壊試験において6〜10秒（200〜500 mg錠）と非常に崩壊が速やかである。水中に投入されたマグミット®錠はただちに錠剤内部に水が浸透し，処方中の崩壊剤が膨潤することで錠剤構造が破壊され，微細な粒子まで完全に崩壊する。マグミット®錠の崩壊が速やかな理由を下記にまとめる。

1 高い空隙率

錠剤構造は高い空隙率を有するように設計され，錠剤内部へ水が速やかに浸透する。

マグミット®錠をX線CT（島津製作所）により内部構造を観察すると，導水路となる多数の空隙（黒色部）を有していることがわかる。このポーラスな状態を保持することにより，速やかな崩壊挙動を実現する。

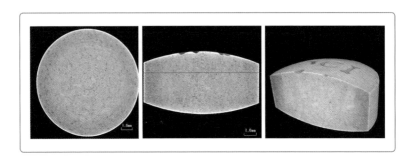

2 毛細管現象

錠剤内部へ水が速やかに浸透することにより，崩壊時間が速くなる。水の浸透速度の評価として，ろ紙上に赤く着色した水を浸し，その上に錠剤を静置，錠剤全体が水に濡れるまでの時間を測定した。錠剤は，接触面より毛細管現象によりただちに吸水し，膨潤しながら錠剤全体に水を吸い上げる様子が観察された。

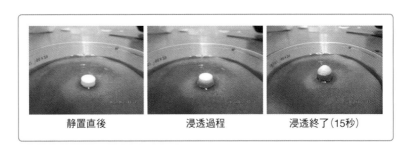

静置直後　　　　　　浸透過程　　　　　浸透終了（15秒）

3 微細な原薬

非常に微細な原薬を選択することで接触点を増加させ，接触点結合は錠剤内部へ水が浸透すると結合が破壊されやすく，錠剤構造を崩壊させやすい。

4 崩壊剤

開発時に種々の崩壊剤を評価し，ナトリウム塩において崩壊時間が速やかとなることを見出し，膨潤タイプかつ膨潤力の高いクロスカルメロースナトリウムを崩壊剤として選択した。

速崩壊性錠剤の問題点

速やかな崩壊と錠剤強度は本来相反する特性であり，錠剤のポーラスな構造は錠剤強度の低下を惹起する。これに対し，マグミット®錠は一次粒子径が1μm以下の非常に微細な原薬を選択し，圧縮成形時は接触点を多くして成形性を向上させる。また，崩壊後の微細粒子への崩壊を実現した。

酸化マグネシウムの服用性

以前，酸化マグネシウム（カマ）というと薄いピンク色かかった細粒が主流で，無機化合物特有の味，人歯と歯茎の間に入り込むことによる痛みなどの不快感，調剤機器への付着による分包機清掃の煩雑さなどの課題が多くあった。錠剤の剤形追加により，これら課題を解決した酸化マグネシウム錠剤が上市された。この錠剤は患者の服薬コンプライアンスに大きく貢献した「患者に優しい製剤」となった。崩壊の速さと微細な粒子がこれに貢献している。

錠剤の中でも口腔内崩壊錠や速崩壊型錠剤は比較的新しい製剤技術です。
OD錠は「口腔内で崩壊する剤形なんだ」と納得してしまうのではなく，「何故すぐに崩壊するの？」，「マグミット錠の崩壊は早いのに何故OD錠といわないの？」など，疑問に感じ調べる探求心をもつことが大切です。薬剤師は国家試験に受かって終わりではなく生涯学習が必須ですね。

14 テプレノンカプセルは, 脱カプすると中は液体？

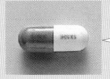

主薬の中には液体の物があるが, どのようにしてカプセル剤にできるのだろうか？ どのくらいの液体成分を固形の飲み薬に封じ込めることができる？

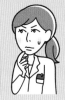

テプレノンは揮発性の油なのにカプセルに入れてて大丈夫？

主薬テプレノンとは

　私たちが森林を歩くと清々しさを感じさせてくれる香りを感じるが, これは樹液や香りに含まれているテルペン系の揮発性物質のしわざで, 樹が生命を維持するために, また成長を促すために放出しているといわれている。この物質には傷ついた樹肌を自ら修復するという作用もあることから, これを傷ついた胃粘膜を修復するのに利用できないだろうかという考えで, セルベックス®カプセル50mgの主薬であるテプレノンが開発された[1]。

　ところで, テプレノンは天然の樹液と同じように揮発性の油である。普通のカプセルの中で揮発せずにどうして固体の状態でいられるのであろうか？ 実は, カプセルの内容物には「含水二酸化ケイ素」というユニークな性質をもつ添加物が含まれているのだ。この添加物は数nm～数十nmの一次粒子が三次元につながった網目構造をしていることから極めて多孔性であり, 例えるなら, ティースプーン一杯分がテニスコート面積以上の広大な表面積をもっている。それゆえ, 大量の液体をその

細かい孔に包み込んで固体のようになる性質をもっている[2]。このほかにも同じような性質をもつ添加物として軽質無水ケイ酸やケイ酸カルシウムなどがある。

液状の主薬を飲み薬に

テプレノンは約40％という高濃度にもかかわらず揮発もせず外観上固体状態を保っている。なお，このような状態のものは強く圧縮されると液体がにじみ出てくる傾向にあるので，錠剤にするのは困難な場合が多い。

液体の主薬を固形の飲み薬にした例を調べると，その含有量との関係で興味深いことがわかる（表1）。例えばテプレノンでは，液体の主薬を約30％含む製品は錠剤であるのに対して，より高濃度の約40％の主薬を含むものは硬カプセル剤となっている[3]。液体成分の濃度が高い場合は錠剤にするのが難しいことがうかがえる。また，同じく液体（融点は約38℃）のトコフェロールニコチン酸エステルでは，主薬を約50％含む製品は硬カプセル剤であるのに対して，より高濃度の主薬を含む製品は軟カプセル剤だ[4]。軟カプセル（ソフトカプセルともよぶ）は液体成分をそのまま充填し一定の形状に成形した継ぎ目がない薬剤である。

一般に，液体の濃度が高くなるにつれて，錠→硬カプセル→軟カプセルへとそれぞれに適した剤形が選択されているのである。

表1　液体の主薬を飲み薬にする手法の比較

選択される剤形		錠	硬カプセル	軟カプセル
内容物の性状		多孔性添加物による固体化	多孔性添加物による固体化	半固体～液体
液体の主薬濃度		低い		高い
製品例	テプレノン	新セルベール®整胃〈錠〉*	セルベックス®カプセル50mg	
	（主薬の濃度）	（約30％）	（約40％）	
	トコフェロールニコチン酸エステル		ユベラNカプセル100mg	ユベラNソフトカプセル200mg
	（主薬の濃度）		（約50％）	（約70％）

*　1錠中にテプレノン37.5mgを含む一般用医薬品（OTC薬）

外せないカプセル

カプトリル®-Rカプセル18.75mg（カプトプリル）は硬カプセル剤であるがその継ぎ目にシールがまかれておりカプセルを外せない。なぜだろうか？

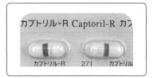

本剤の主薬カプトプリルは粉末であるが，徐放性をもたせるために半固形の油相を連続相とする添加物が含まれており，その中にカプトプリルが懸濁しているのだ[5]。そして，内容物が半固体なので，徐々に成分がカプセルの継ぎ目から漏れ出すのを防ぐためのバンドシールとよばれるものを巻いてある。このように，内容物が油性の半固体や液体の場合に硬カプセル＋シールという手法が適用できる場合もある。

適した添加物を選ぶと，揮発油が粉末になる。日常的に調剤する薬ですが，製剤技術がつまった作品なのです。

▶▶文 献
1) エーザイ株式会社：企業サイト，「胃のサイエンス セルベール開発物語　第1話　樹木」
　（https://www.i-no-science.com/history/history01.html）
2) DSL. ジャパン株式会社：Carplex®の一般特性
　（http://www.carplex.jp/Product_Info.html）
3) フロイント産業株式会社，「アドソリダー®」
　（http://www.freund.co.jp/chemical/additive/par_filler.html）
4) エーザイ株式会社：セルベックス，インタビューフォーム（2016年4月改訂，第10版）
5) エーザイ株式会社：ユベラ，インタビューフォーム（2010年6月改訂，第8版）

15 懸濁後2～3分待ってから服用するのはなぜ？

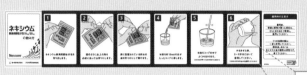

〔アストラゼネカ株式会社：ネキシウム懸濁用顆粒分包の飲み方より〕

ネキシウム®は，プロトンポンプ阻害薬として，初の小児に対する用法・用量が承認された薬剤であり，同時に小児患者や高齢者にも服用しやすい懸濁用顆粒分包が追加された。

かきまぜた後，
2～3分ほどおいて
服用してください。
（できるだけ30分以内に服用してください）

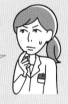

顆粒は水で懸濁した後2～3分
経ってから飲むのはどうして？

■ ネキシウム®の特長と小児への適用

　ネキシウム®（エソメプラゾール）は，ラセミ体であるオメプラゾールの一方の鏡像異性体（S体）のみを利用したプロトンポンプ阻害薬（PPI）である。本剤は血中からの消失がオメプラゾールよりも緩やかであり，高い血中濃度時間曲線下面積（AUC）が得られることから，より高い酸分泌抑制効果を示す[1]。また代謝能力に個人差が大きいことが知られている肝臓の酵素（CYP2C19）の影響がより少ないため（図1）[1]，オメプラゾールと比べて患者間の体質などによる効き目のバラツキが少ないとされている。

　国内の逆流性食道炎などの小児の患者数は成人と比べて少ないながらも，重度の場合には治療が必要となる。しかし，市販されているPPIに

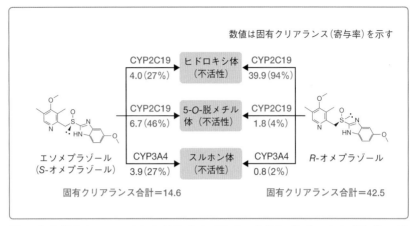

図1　ヒト肝ミクロソームにおけるオメプラゾールのS-体（エソメプラゾール）
と R-体の代謝様式（*in vitro*）

〔アストラゼネカ株式会社：ネキシウムカプセル，インタビューフォーム（2018年11月，第12版）を改変〕

は小児用に承認された薬剤がなかったので，小児に対する用法・用量を
取得するとともに既存のカプセル剤に加えて新剤形であるネキシウム®
懸濁用顆粒分包10 mg・20 mgが追加された。本剤は水に懸濁して服用
するため，低年齢の小児にも飲みやすく，さらには高齢患者など，飲み
込みが難しい患者の服薬アドヒアランスの向上にもつながる。

懸濁後2〜3分待ってから服用するのなぜ？

　ネキシウム®懸濁用顆粒分包は，カプセル剤の中身と同じ腸溶性の顆
粒に，懸濁のための添加物顆粒を混ぜてアルミ袋に充填したものである[2]。
この添加物顆粒には，水に懸濁したときにとろみをもたせるためにキサ
ンタンガムが使われている。キサンタンガムにいきなり水を加えると粒
子の集合体の表面に水和による高粘度の層が生じる。そして，それ以上
内部には水が浸透せずにダマになってしまう（図2）。これを防ぐため
に本剤ではキサンタンガムにクロスポビドンという添加物を配合して集
合体を作りにくくしている。本剤に水を加えると，キサンタンガムが分
散しつつ，一つひとつの粒子表面から水和がゆっくり，しかし確実に進む。
　このため均一な粘り気のある懸濁液になるまでには，水を加えてから
2〜3分待つことになる。なお，ネキシウム懸濁用顆粒分包はとろみが

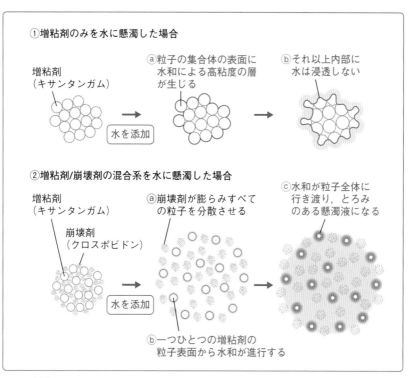

①増粘剤のみを水に懸濁した場合

増粘剤
（キサンタンガム）

水を添加

ⓐ粒子の集合体の表面に水和による高粘度の層が生じる

ⓑそれ以上内部に水は浸透しない

②増粘剤/崩壊剤の混合系を水に懸濁した場合

増粘剤
（キサンタンガム）

崩壊剤
（クロスポビドン）

水を添加

ⓐ崩壊剤が膨らみすべての粒子を分散させる

ⓑ一つひとつの増粘剤の粒子表面から水和が進行する

ⓒ水和が粒子全体に行き渡り，とろみのある懸濁液になる

図2　増粘剤を水に懸濁した際の水和進行（イメージ図）

非常に強いため，経管投与は不適とされている[3]。

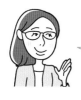

よく調べるとびっくりするような工夫が施されている製剤がたくさんあります。それを知るには，「なぜ2〜3分おくの?」「なぜ粘り気が増してから飲むの?」など，疑問をもつことが大切です。

▶▶ 文 献

1) アストラゼネカ株式会社：ネキシウムカプセル，インタビューフォーム（2018年11月改訂，第12版）
2) アストラゼネカ株式会社：ネキシウム懸濁用顆粒分包，インタビューフォーム（2018年11月改訂，第3版）
3) 横浜市立大学附属病院薬剤部医薬品情報管理室・編：DI NEWS 薬事委員会速報．No.81，2018（http://www-user.yokohama-cu.ac.jp/~pharm/img/h30_3.pdf）

16 ドライシロップで用時懸濁なのはなぜ？

▼クラバモックス®小児用配合ドライシロップ

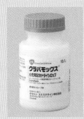
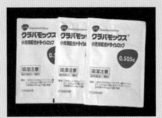

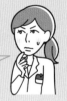

> クラバモックス®小児用配合ドライシ
> ロップは服用前に水を加えて懸濁状
> 態とすることになっているのはなぜ？

小児が飲みやすい薬のかたち

　飲み込む機能が十分でない小児にとっては，食べ物と同じようにくすりは"こな"の形であるよりも液状となっていたほうが服用しやすい。しかし，水に懸濁あるいは溶解して液状となった薬剤は化学的な安定性や菌の繁殖防止の面からみて長期の保存には適さない。

　そこで，登場したのがドライシロップだ。製品は"こな"のかたちとして長期の品質を保ちつつ，患者が服用する前に薬剤に水を加えて飲みやすいかたちになるようにしている。この薬剤は小児にも服用しやすいように，苦味のある成分が口中で溶けださないような製剤工夫が施されていたり，糖類か甘味料で甘く味つけられているが，それでもなお主薬の苦味が強い場合はそれを完全には抑えられないため，服用時にもさまざまな工夫が行われている。

　ただし，服用の仕方によっては苦味がかえって増強してしまうことが

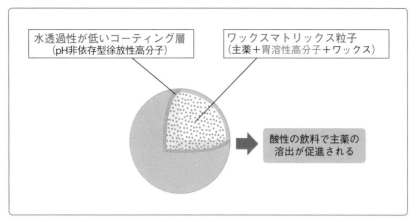

図1　クラリス®ドライシロップ10％小児用の粒子構造のイメージ

〔本間大章，他：クラリスドライシロップの服用性の改善．薬剤学，69：416-419，2009より〕

あるので注意が必要だ。例えば，クラリス®ドライシロップ10％小児用では，苦味をマスキングするために主薬に胃で溶解する高分子（アミノアルキルメタクリレートコポリマーE）を加え，それをワックス中に封じ込めてワックスマトリックス粒子とし，さらなる苦味の軽減のため粒子の外層を水透過性が低い高分子でコーティングしている（図1）[1), 2)]。したがって，この薬剤をオレンジジュースなど酸味のあるものと一緒に飲ませると苦味が広がってしまうことになる。

クラバモックス®ボトル製剤はなぜ薬局で懸濁するの？

　多くのドライシロップは薬局などで"こな"の状態で分包にして患者に交付するが，水を加えて懸濁した後に患者に交付する薬剤もある。クラバモックス®小児用配合ドライシロップ（クラブラン酸カリウム/アモキシシリン水和物を含有する抗菌薬）には「分包製剤」と「ボトル製剤」があり，ともに中身は"こな"である。このうち，「ボトル製剤」は患者に交付する際に処方量に相当する分の水を加えて懸濁して患者に交付することが推奨されている。これはなぜだろうか？

　主薬のクラブラン酸カリウムは吸湿性が高く，苛酷な条件下ではあるが，開封した状態では1日で変色や力価の低下が生じる（表1）[3)]。その

表1　苛酷試験（湿度）下でのクラバモックス小児用配合ドライシロップの安定性

保存条件	保存形態	試験期間	結　果
30℃ 75%RH	シャーレ （開放）	24時間	淡黄褐色に変化（規格外） クラブラン酸力価が約18%減少（規格値外） クラブラン酸カリウム由来の分解物が約60%増加 （規格値外） 水分が約2%増加（規格値外）

〔グラクソ・スミスクライン株式会社：クラバモックス小児用配合ドライシロップ，インタビューフォーム
（2020年12月改訂，第13版）より〕

ため「分包製剤」はアルミによる完全防湿となっている。しかし，「ボトル製剤」から"こな"を取り出して分包機で分包して患者に交付すると品質を保つことが困難となるため懸濁して交付するのである。

　なお，懸濁後の薬剤もクラブラン酸カリウムの力価を保つために，早めに帰宅してすぐに冷蔵庫の冷蔵室に保管して（10日以内に使用）すること，また服用のたびによく振り混ぜることも患者に伝えるべき点である。

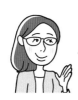

ドライシロップといえば，計量して分包して患者（家族）に交付，投与時に患者（家族）が懸濁するものばかりでした。しかし，製剤特性によりこのように数回分をすべて懸濁してから交付するものもあるのですね。添付文書やインタビューフォームに「分包しての投与はできない」とは記載されていませんので，思い込みで調剤しないことが重要ですね。

▶▶文 献
1) 本間大章，他：クラリスドライシロップの服用性の改善．薬剤学，69：416-419，2009
2) 大正製薬株式会社：クラリスドライシロップ10%小児用，インタビューフォーム（2020年9月改訂，第25版）
3) グラクソ・スミスクライン株式会社：クラバモックス小児用配合ドライシロップ，インタビューフォーム（2020年12月改訂，第13版）

17　小児に薬を飲んでもらうには？

▼ファンギゾン® シロップの患者さん向け資材

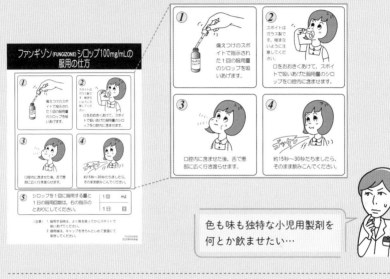

色も味も独特な小児用製剤を
何とか飲ませたい…

〔クリニジェン株式会社，ファンギゾンシロップの服用の仕方より〕

乳幼児は薬を飲みたくない…

　乳幼児が病気になると親をはじめ周囲の関係者は治したいと思うが，皮肉なことに子ども自身はそうは思っていないこともある。だから見た目も味も食べ物とは違う薬剤はただの異物か敵としか思えないのだろう。服用できないと優れた薬も効果がまったくなくなるので，医療現場や自宅でいろいろな工夫が試みられる。このとき薬剤師としては，飲みやすさだけではなく，この方法で効き目に影響はないのだろうかというチェックの目が必要になる。

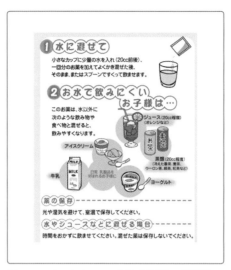

図1　メイアクトMS®小児用細粒の指導箋

〔Meiji Seika ファルマ株式会社：メイアクトMS小児用細粒
10%のじょうずな飲ませ方より〕

　例えば，抗菌薬のメイアクトMS®小児用細粒10%（セフジトレン ピボ
キシル）は，小児が服用しやすいようにオレンジ色に着色されているほ
か，香料，甘味料も添加されている。それでも主薬の苦みが残るため，
より飲みやすくするために，水に混ぜたり，水で飲みにくい場合は飲み
物や食べ物と混ぜることなどがメーカーから紹介されている（図1）[1]。
セフジトレン ピボキシルは，腸管で吸収されて，その過程で生じる代
謝物が循環血流を介して抗菌力を示す[2]。したがって，主薬の腸管吸収
に変化がないかぎり，混ぜ物による効き目への影響はほぼないであろう。

混ぜ物をすると飲みやすい？

　これに対して，ファンギゾン®シロップ100mg/mL（アムホテリシンB）
は，主薬が消化管からほとんど吸収されず，口腔内や消化管の局所に対
して外用剤のように作用を発揮する薬剤だ。局所での作用を狙った経口
投与は，期待した治療効果が得られるとともに静注（点滴）における激
しい副作用に比べて副作用が少ないといわれている[3]。

　ところで，本剤を服用したがらない小児もいるため，より飲みやすく

するために水や混ぜ物を加える工夫がしばしば行われている。しかし，本剤を口腔内カンジダ症に使用する場合，希釈して含嗽剤（うがい薬）として用いたときに，期待した程の効果が得られないことや，希釈によってカンジダに対する殺菌能が低下することも報告されている[4]。このことから，口腔内カンジダ症に対しては大量の水やジュースなどで希釈せずに，「舌で患部に広くゆきわたらせ，できるだけ長く含んだ後，嚥下させること」[5),6)]が基本となる。本剤を服用したがらない小児に，効き目という点からできることは，ごく少量の液体や粉末などで薬剤を口中に長く留めつつ味を改善するという工夫であろう。本剤をガムのような成分と一緒に口中でかみ続けて服用し，効き目を保ったまま飲みやすさを改善する，というような研究も進められている[7]。

大人だって飲みたくないと感じるお薬を子どもに飲んでもらうのは本当に大変です。しかも，抗がん薬など，絶対に服用しないといけないような薬であれば，親にもストレスがかかります。解決策がすぐに出せなくても，話を聞き，一緒に考える服薬支援が大切です。

▶▶ 文献
1) Meiji Seikaファルマ株式会社：メイアクトMS®小児用細粒10％のじょうずな飲ませ方（https://www.meiji-seika-pharma.co.jp/medical/case/pdf/CF0169.pdf）
2) Meiji Seikaファルマ株式会社：メイアクトMS小児用細粒．インタビューフォーム（2019年4月改訂，第11版）
3) 伊勢 泰，他：消化管真菌症に対するファンギゾン・シロップ（Amphotericin B）の効果．小児科臨床，24：2205-2208，1971
4) 羽田千賀夫：ファンギゾンシロップ含嗽療法の効果は如何に？山形病薬D.I. News，1：18-20，1989
5) クリニジェン株式会社：ファンギゾンシロップ，インタビューフォーム（2020年4月改訂，第8版）
6) 中山 喜弘，他：Fungizone（Amphotericin B）syrupの使用経験．薬物療法，4：155-159，1971
7) 後閑 未来：小児の服薬を容易にするために考案したアムホテリシンBガムの味と抗真菌作用の評価．日本薬学会年会要旨集，138：162，2018

18 薬剤の苦味を改善する（その1）

▼ クラリスロマイシンDS小児用10％「タカタ」の患者さん向け資材

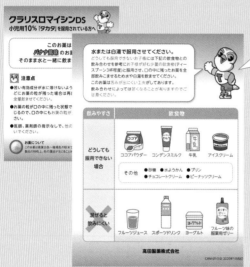

マクロライド系抗菌薬は強い苦味をもつため，口中では溶けずに胃酸で溶けるコーティング膜で苦味を防いでいる。酸性飲料はこの仕掛けを壊してしまう。

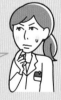

マクロライド系ドライシロップと酸性飲料を飲み合わせると苦くなるの？

［高田製薬株式会社：クラリスロマイシンDS小児用10％「タカタ」を服用される方へ より］

酸性飲料との飲み合わせに注意

　　薬剤のもつ苦味は，患者にとっては病気を治そうという気持ちを削いでしまうことがある。そのため，メーカーでは少しでも服用しやすいように苦味のマスキングとよばれるさまざまな工夫を施している。

　　まずは，甘味，酸味，うま味などの矯味剤，メントールなどの香料に

表1　主な物理的苦味マスキング

手　法	内　容	製品例
粒子表面への コーティング	胃溶性，腸溶性，徐放性の 高分子で被覆する	ジスロマック®細粒小児用
マトリックス化	ステアリン酸モノグリセリ ドなどのワックスなどでマ トリックス化する	クラリス®ドライシロップ 10％小児用
塩析の利用	水溶性高分子が一定濃度の 塩のもとで不溶化する現象 を応用	ベシケア®OD錠

よる官能的な手法が汎用される。しかし，患者にとって無味無臭も好まれることやこの手法では舌に触れる苦味成分の量は変わらないことから，物理的あるいは化学的に苦味を少なくする工夫[1]が行われている。物理的とは表1に示すように薬剤内の構造を工夫することによるマスキングであるが，その実例を紹介しよう。

　ジスロマック®細粒小児用10％（アジスロマイシン水和物）は，主薬が苦味を有するため口内のpH（約7.4）では溶解せず，酸性すなわち胃内のpH（1.2～5）で溶解するような高分子でコーティングされている。また，クラリス®ドライシロップ10％小児用（クラリスロマイシン）では，強い苦味を抑えるために主薬に胃で溶解する高分子を加え，それをワックス中に封じ込めてマトリックス粒子とし，さらに粒子の外層を水透過性が低い高分子でコーティングしている（第1章-16においても解説）。

　これらの薬剤をスポーツ飲料，オレンジジュースなど酸性の飲料に混ぜて服用すると強い苦味が生じてしまうので注意が必要だ。これら飲料は主薬を封じ込めている高分子を溶かしてしまうので，苦い主薬が急に溶け出してくる[2]のである。

塩析現象で苦味をマスク

　過活動膀胱治療薬のベシケア®OD錠（コハク酸ソリフェナシン）の主薬には痺れるような苦味があるため，通常より長い時間苦味を抑える必要がある。そこでこの薬剤では「塩析」という現象を利用して苦味をマスキングしている。塩析とは水溶性高分子の水溶液に電解質である塩

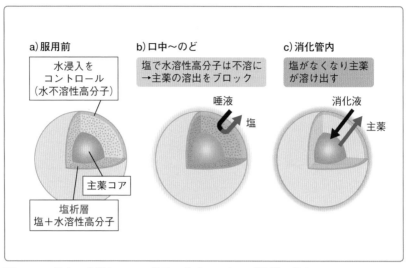

図1　OD錠中に分散している粒子の苦味マスキング機構の推定図

a）服用前

水浸入を
コントロール
（水不溶性高分子）

主薬コア

塩析層
塩＋水溶性高分子

b）口中〜のど

塩で水溶性高分子は不溶に
→主薬の溶出をブロック

唾液

塩

c）消化管内

塩がなくなり主薬
が溶け出す

消化液

主薬

を添加するとこの高分子が不溶化する現象である。

　図1にて，メカニズムを説明しよう[3), 4)]。この粒子の内部は図1aの構造になっている。粒子に唾液が浸入すると，図1bのように塩析層中の塩（リン酸二水素ナトリウム）によって水溶性高分子（メチルセルロース）が不溶化し，これが内核にある主薬を数分間ブロックすることで苦味を抑える。その間は塩のみが外部に溶け出し続ける。続いて胃内に入り多量の消化液で塩がすべてなくなると図1cのとおり塩析現象が解消され，水溶性高分子とともに主薬も外部に溶出するのだ。

　物理的な工夫で苦味がマスキングされている薬剤については，その構造を破壊しないためにもかみ砕かないで服用するよう患者に指導することが必要だ。ただし，どの技術がどの薬剤に適用されているかは，製品によって異なるので確認が必要になる。

錠剤をつぶしてはいけない理由がここにあります。製品一つずつの創意工夫を理解してもらうのは難しいことですが，少なくとも「つぶさない！」を他職種・患者にアピールしましょう。

▶▶**文 献**

1）都甲潔，他・監：食品・医薬品の味覚修飾技術．シーエムシー出版，2007
2）内田享弘：小児用抗生物質製剤の服用改善のポイント．ラジオ NIKKEI アボット感染症アワー～感染症と化学療法，2005年3月4日放送（http://medical.radionikkei.jp/medical/abbott/final/050304/index.html）
3）アステラス製薬株式会社：経口投与用時限放出型粒子状医薬組成物及び該組成物を含有する口腔内速崩壊錠．特許公報　特許第4277904号，2005
4）近藤啓，他：経口内服剤開発におけるトレードオフとその克服．薬学雑誌，135：229-235，2015

19 薬剤の苦味を改善する（その2）

▼ルネスタ®錠の患者さん向け資材

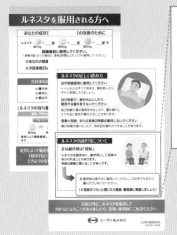

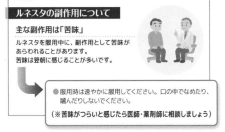

ルネスタの副作用について

主な副作用は「苦味」

ルネスタを服用中に、副作用として苦味があらわれることがあります。
苦味は翌朝に感じることが多いです。

● 服用時は速やかに服用してください。口の中でなめたり、噛んだりしないでください。

（※苦味がつらいと感じたら医師・薬剤師に相談しましょう）

ルネスタはアモバンの主薬を光学分割した薬剤。服用量が少なくなった分だけ苦味も少ない!?

ルネスタはその苦味を改善したというけどどうやって？

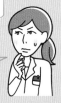

［エーザイ株式会社：ルネスタを服用される方へより］

光学分割で苦味を少なく

　メーカーでは薬剤の苦味を低減するために物理的（製剤技術での工夫）な手法のほか，化学的に苦味を低減することも行われる。その主な手法は**表1**のとおりである。

　睡眠薬アモバン®（ゾピクロン）錠7.5，同錠10の主薬には強い苦味があり，しかも消化管から吸収されたのち，その一部が唾液中に再分泌

表1　主な化学的苦味マスキング

手　法	内　容	製品例
主薬の光学分割	ラセミ体のうち活性のある鏡像異性体のみを選択し服用量を下げる	ルネスタ®錠
包接複合体の利用	口中で主薬とシクロデキストリンとが包接化することを利用	ジルテック®ドライシロップ
主薬のプロドラッグ化	エステルとすることで水に不溶性にし，消化管のエステラーゼにより加水分解され薬効がある親薬物に戻る	パルミチン酸クロラムフェニコール（現在は発売中止）

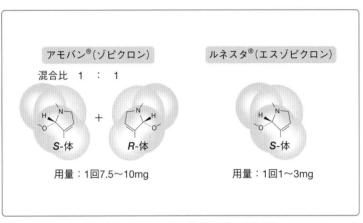

図1　アモバン®とルネスタ®の主薬の構成とその服用量

される[1]ため，明け方に口の中に苦味を感じて目を覚ましてしまうことがしばしば起こる。これが改善されたのがルネスタ®錠（エスゾピクロン）だ。アモバン®の主薬であるゾピクロンは，その構造にS体とR体という鏡像異性体が同じ量ずつあるが，薬としての作用の大部分を持つのはS体である。ルネスタ®はS体つまりエスゾピクロンだけを分割して製品化したものである（図1）。ルネスタ®は臨床データに基づいて新たに承認をとったことから，不眠症に対する服用量が約1/3になっている[2),3)]。そのため用量の減少に伴い苦味も実際にルネスタ®のほうが低減されている[4),*]。

*主薬は受動拡散型であり蛋白結合率に大きな違いがないことから，唾液への排泄率の異性体間での違いは少ないと推定される。なお異性体間で苦味強度が異なるかどうかは明らかにされていない。

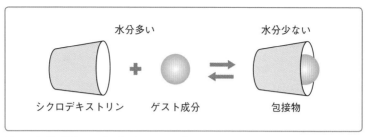

図2　主薬（ゲスト分子）とシクロデキストリンとの包接の模式図

▨ 包接で苦味を封じ込める

　ジルテック®ドライシロップ（セチリジン塩酸塩）には，苦味を抑制する添加物としてβ-シクロデキストリンが配合されている。この添加物は，わずかな水分しかない口中では主薬と包接複合体（包接化合物）を形成して，主薬を添加物で包み込んだ状態になる（**図2**）[5]。その結果，主薬がもつ苦味が口中で大きく減弱される。そしてより多くの水分がある消化管に移行すると包接が解消されるのである（第1章-2においても解説）。

　化学的な手法のメリットとしては，粒子へのコーティングなどの製剤的な工夫と違って，粉砕などによる影響を受けにくいことがあげられる。ただし，化学的な手法に加えて製剤的な工夫も併用している薬剤もあるので，製品ごとに情報を確認する必要がある。

シクロデキストリンはブドウ糖が環状に6〜8個連なったオリゴ糖で，内部が疎水性で外部が親水性を示しています。医薬品だけでなく，ダイエット用サプリメント（動物性の脂を包接）や消臭剤（においを包接），練りわさび（わさび脂を包接）などにも使用されています。

▶▶ 文 献
1) 共和薬品工業株式会社：ゾピクロン錠7.5mg，錠10mg「アメル」，インタビューフォーム（2015年11月改訂，第4版）（販売中止）
2) サノフィ株式会社：アモバン錠，インタビューフォーム（2017年3月，改訂第10版）
3) エーザイ株式会社：ルネスタ錠，インタビューフォーム（2019年8月，改訂第8版）
4) 宇田篤史，他：ゾピクロン錠とエスゾピクロン錠の苦味比較（第2報）ランダム化二重盲検クロスオーバー試験―．日本病院薬剤師会雑誌，53：192-196，2017
5) ユセベ，他：活性物質及びシクロデキストリンを含有する経口投与用医薬剤．公開特許公報　特開2007-91760，2007

20 胃に効くのに胃で溶けないのはなぜ？

▼オメプラール®錠20

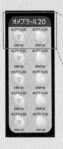
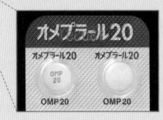

胃内において胃酸分泌の最終段階にプロトンポンプというものがあり，これを阻害することで胃酸を抑えるのがプロトンポンプ阻害薬。しかし，主薬は服用後に通過する胃の酸には極めて不安定である。

胃酸での分解を防いで，しかもだれもが服用しやすい薬剤にするには工夫が必要？

〔アストラゼネカ株式会社：オメプラール®錠20〕

腸溶錠とは

　オメプラゾール（オメプラール®）は，世界で最初のプロトンポンプ阻害薬（proton pump inhibitor；PPI）で，24時間安定した胃酸分泌抑制作用をもつ。PPIは腸で吸収された後，血流に乗って胃の壁細胞へ達し，壁細胞の分泌細管で活性化される。ところが主薬は酸性溶液中では不安定なので，そのまま経口投与すると胃内で分解され十分な効果が発揮できなくなる[1]。このため，主薬が小腸上部に達してはじめて溶解し吸収されるよう腸溶錠となっている。

　オメプラゾールを主薬とする腸溶錠は複数メーカーから市販されてい

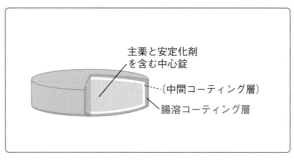

図1　オメプラゾール腸溶錠の基本的な内部構造イメージ

る。いずれの製品も主薬を含む中心錠の周りに酸性では溶けずに中性〜アルカリ性で溶解する高分子（ヒプロメロースフタル酸エステルなどの腸溶基剤）をコーティングしている。中心錠には主薬の安定化のため水酸化マグネシウムなどアルカリ性の添加物を加えているため，これが腸溶コーティング層を溶かしてしまう。そこで，お互いを隔離するために，中間に薄いコーティングを施すことがしばしば行われる（図1）[2]。

　このような腸溶錠は，服用にあたっては，かんだり，砕いたりせずに，飲み込むよう患者に指導する必要がある。

ランソプラゾールOD錠

　タケプロン®OD錠（ランソプラゾール）は，服用性に優れた薬剤とするために腸溶性の細粒を素錠の中に分散させたマルチプルユニット製剤として開発された。その細粒は口中で崩壊したときにザラツキ感がないとされる300μm程度にする必要があることに加え，腸溶錠に起こり得るさまざまな問題を解決させるための工夫が詰め込まれている（図2）[3]。まずは一番内側には細粒を作るための種となる核粒子を配置し，その外側には図1に示した腸溶錠と同じように安定化剤を含む主薬層，中間層，腸溶層へとつづく。腸溶層は打錠による圧力で壊れないようクエン酸トリエチルという柔軟性のある成分を採用したが，これが内層の主薬との相性が悪いこと，さらには特有の苦みがあることから内側と外側には組成をマクロゴール6000に替えた別の腸溶層を施してある。最外層を含めると，大きさ0.3mmのこの粒子は，それぞれの機能をもった7つの

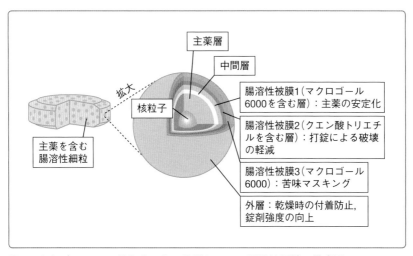

図2　タケプロン®OD錠とその中に分散している腸溶性細粒の模式図

〔福田誠人：ファルマシア，49：323-325，2013を参考に作成〕

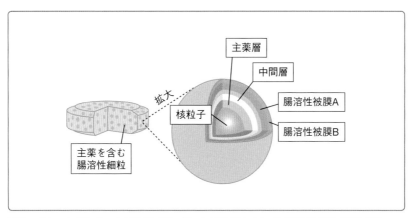

図3　ランソプラゾールOD錠「テバ」中に分散している腸溶性細粒の模式図

〔武田テバファーマ株式会社：ランソプラゾールOD錠「テバ」，インタビューフォーム（2017年11月改訂，第12版）を参考に作成〕

層で構成されているのだ。

　本剤にはマクロゴール6000が配合されているが，この添加物は56〜61℃で凝固するため，簡易懸濁法においては崩壊時の温度が高すぎると腸溶性細粒が再凝固して，チューブに注入できなくなる。したがって標準温度の55℃より低い温度での懸濁が望ましい。後発のOD錠も，素

錠中に分散している腸溶細粒の基本的な構成は先発品と大きくは変わらないが，飲みやすさや簡易懸濁法への適合性などに改良が加えられており，55℃のお湯での懸濁にも凝固しない製品もある。なお，各社は先発品と異なる技術で胃酸での失活を防いでいるので，製品ごとに腸溶性細粒を構成する層の組成や数が異なる（**図3**)[4]。

ランソプラゾールOD錠（先発品）内の小さなピンクの粒は1粒約0.3mm（1mm当たり3粒並ぶ大きさ）を7層構造にして，胃酸から主薬を守っています。医薬品ってすごい芸術品ですよね!!

▶▶ **文献**
1) アストラゼネカ株式会社：オメプラール錠, インタビューフォーム（2016年4月改訂, 第25版）
2) 津田 恭介，他・編：医薬品開発基礎講座11薬剤製造法（上）．P219-221，地人書館，1971
3) 福田誠人：製剤化のサイエンス第31回タケプロンOD錠．ファルマシア，49：323-325，2013
4) 武田テバファーマ株式会社：ランソプラゾールOD錠「テバ」，インタビューフォーム（2017年11月改訂，第12版）

21 有核錠は普通錠となにが違うの？

▼アダラート®
CR錠20mg

▼ティーエスワ
ン®配合OD錠

有核錠は優れた機能を発揮する薬剤である。その生産は高精度の機器や工学システムと品質管理により支えられている。

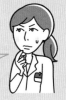

一見，普通の錠剤に見えるけど有核錠なの？

〔バイエル薬品株式会社：アダラート®CR錠20mg/大鵬薬品工業株式会社：ティーエスワン®配合OD錠T25〕

アダラート®CR錠は2重構造で長時間の効果

　錠剤の中に錠剤が入っているものを有核錠という。外層（外側の錠剤）と内核（内側の錠剤）に異なる主薬を入れて配合変化を防いだり違った機能を発揮したり（例：タケルダ®配合錠），また同じ主薬をそれぞれの層に配置して異なった溶出時間を設定したりすることができる。

　アダラート®CR錠（ニフェジピン）は，見た目は普通の錠剤のようであるが，これが有核錠をもつロンタブ型の徐放性錠だ。まず，水分の多い胃から小腸にかけて外層部のニフェジピンがゆっくり溶出し，その後，水分の少ない消化管下部に達すると，内核錠のニフェジピンがより速やかに溶出するよう調節されている（図1）[1), 2)]。このようにして，服用後は最高血中濃度を低く抑え，ゆっくりとピークに達して，しかも24時間これを持続することができる（図2）なお，アダラートCR®錠は外層がゆっくり，内層が速やかに溶出する仕組みであるが，ロンタブとしてよく紹介されているのは外層が速やか，内層がゆっくりで，こちら

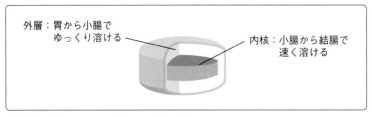

図1　アダラート®CR錠は特殊な構造

〔バイエル薬品株式会社：高血圧・狭心症治療や患者指導の情報サイト「アダラートの剤型進化」
（https://www.adalat.jp/ja/home/products/history/2005/）を参考に作成〕

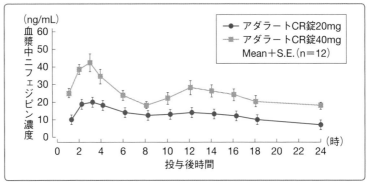

図2　健康成人にアダラート®CR錠を単回投与したときの血中未変化体濃度の推移

〔バイエル薬品株式会社：アダラートCR錠, インタビューフォーム（2020年6月改訂, 改訂第7版）〕

は長時間での持続効果よりも，むしろ徐放性製剤が苦手とする服用後の速やかな有効血中濃度への到達が期待される。

　ところで，優れた機能を発揮する有核錠であるが，内核錠を設定した位置に正しく配置することは商用生産では難しいのが実情だ。通常，有核錠は，臼内へ外層となる粉体を供給し，その上にあらかじめ用意した内核錠を置き，さらにその上に外層となる粉体を供給して圧縮成形される。そのため内核錠がなかったり位置がずれたりして，これが投与後の血中濃度の推移に影響するなどの問題が生じるおそれがある。そこで，アダラート®CR錠の生産においては，主薬の放出への影響を生じない内核錠のズレの許容幅を特定するとともに，その位置を一つひとつ計測できる高度なシステムを導入している。内核錠にはその位置を外から確認

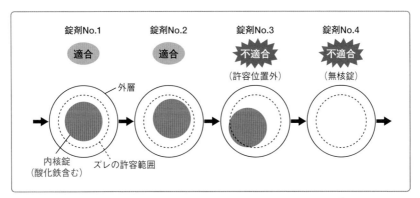

図3　高速で内核錠を判定する全数位置計測システムの検出イメージ

〔バイエル薬品株式会社，情報サイト，薬の工場見学360°動画（アダラート®CR錠）を参考に作成〕

しやすいように三二酸化鉄が添加されており，すべての錠剤で内核錠の位置や有無が判定されるのだ（**図3**）[3]。

■ ティーエスワン®配合OD錠

　抗がん治療に使用されるティーエスワン®配合OD錠T20・T25（一般名：テガフール・ギメラシル・オテラシルカリウム配合剤）は水なしで飲めるという服用性に加えて，医療従事者や患者家族の抗がん薬による曝露を防ぐため有核錠として開発された。つまり内核に抗ガン作用のある主薬を閉じ込め，外層は服用後に速やかに崩壊することで主薬の飛散を防ぐ構造になっている（**図4**）[4]。

　本剤ではOSDrC®（One-Step Dry-Coating Technology；オスドラック）ロータリー打錠機という新たな有核錠の製造方法が採用されている。この機器では杵が中心杵と外杵の二重構造を有しており，内核錠を外部から供給することなくワンステップで有核錠を製造できる（**図5**）[5]。構造上，無核となったり内核錠の位置のズレが生じることがなく，従来あった有核錠を生産するうえでの問題が解消されている。成形することが難しい粉末も内核に包むことができるのもこの打錠機のメリットである。

　以上のように，優れた機器や工学システムが薬剤の機能の実現を縁の下で支えているのだ。

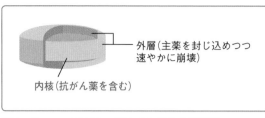

外層（主薬を封じ込めつつ速やかに崩壊）

内核（抗がん薬を含む）

図4　ティーエスワン®配合OD錠の内部構造

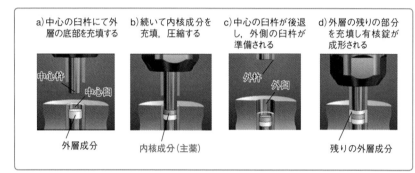

a）中心の臼杵にて外層の底部を充填する

中心杵　中心臼

外層成分

b）続いて内核成分を充填，圧縮する

内核成分（主薬）

c）中心の臼杵が後退し，外側の臼杵が準備される

外杵　外臼

d）外層の残りの部分を充填し有核錠が成形される

残りの外層成分

図5　二重構造の臼杵をもった打錠機による成形の工程イメージ

〔株式会社三和化学研究所：OSDrC®「技術情報」動画（https://www.osdrc.com/jp/technology/）を改変〕

徐放性の仕組みとして薬学部で習ったロンタブですが，その製造方法にはすごい苦労と工夫がなされています。どうやって製造したのか？　に興味をもってみると，改めて薬剤のすごさを感じます。

▶▶ 文 献
1）バイエル薬品株式会社：高血圧・狭心症治療や患者指導の情報サイト「アダラートの剤型進化」（https://www.adalat.jp/ja/home/products/history/2005/）
2）バイエル薬品株式会社：アダラートCR錠，インタビューフォーム（2020年6月改訂，改訂第7版）
3）バイエル薬品株式会社，情報サイト，薬の工場見学360°動画（アダラートCR錠）（https://www.adalat.jp/ja/home/products/factory-tour-movie/）
4）日本薬剤学会第39回製剤・創剤セミナー報告．薬剤学，74：428-430，2014
5）株式会社三和化学研究所：OSDrC®「技術情報」動画（https://www.osdrc.com/jp/technology/）

22 多層錠にするのはなぜ？

▼シナール®配合錠

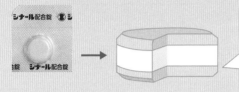

多層錠の技術で，配合禁忌の2種の主薬を1つの薬剤に組み入れたり，放出速度の異なる2つの成分を1つの薬剤に入れたりすることができるようになる。

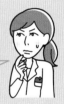

混ぜてはいけない2種の主薬を1つの薬剤中に入れることができるの？

仲の悪い成分同士を1つの薬剤に

　見た目ではよくわからないが，いくつかの異なる成分の層を重ねることでできている薬剤がある。これが多層錠とよばれる薬剤で，混ぜると分解しやすい2種の主薬を二層にして1錠にまとめたものや，胃で溶ける成分と腸で溶ける成分を層に分けたものなどがある。似たような薬剤に有核錠もあるが，概して多層錠のほうがシンプルで作りやすい。

　シナール®配合錠は主薬としてアスコルビン酸とパントテン酸カルシウムが含まれるが，前者は酸性，後者はアルカリ性のため，調剤で混ぜてはいけない成分同士だ。そこで，シナール®配合錠では，パントテン酸カルシウムを上下層に，アスコルビン酸を中間層に配した三層錠（図1）として安定性を確保[1]している。

　この他，高血圧治療剤のレザルタス®配合錠LD/HD（オルメサルタン

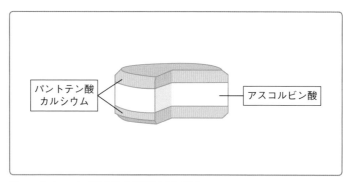

図1　シナール®配合錠の断面の模式図

メドキソミル・アゼルニジピン）やミカムロ®配合錠AP/BP（テルミサルタン・アムロジピンベシル酸塩）では，一方の成分や添加物のpHが，他の主薬の安定性にとって不都合なため[2]-[4]，お互いを分離して多層錠としている。

　このような薬剤は，安定性が保たれなくなるので粉砕は避けるべきだ。

▨ 大きいけれど割ってはいけない

　ディレグラ®配合錠は，アレグラ®錠と同じ抗ヒスタミン薬である速放性のフェキソフェナジン塩酸塩（FEX）に，塩酸プソイドエフェドリン（PSE）を徐放化して配合し，鼻づまりへの持続効果も狙った薬剤となっている[5]。そして，この2つの成分は二層錠として設計され，外層には水溶性のコーティングが施されている。

　図2のように，徐放の層には多量のカルナウバロウを含むワックス状のマトリックスにPSEが封入されており，本剤を服用後，速放成分であるFEXが溶出するとともに，PSEが少しずつ放出し続ける。そして，消化管の下部に移動するまでには殻になったマトリックスが残ってすべての主薬が放出を完了するのだ。

　ディレグラ®配合錠は，PSEが覚醒剤原料にあたらない濃度まで希釈されたため大きい錠剤となっているが，徐放の工夫がなされているので，調剤時の粉砕を避けることはもちろんのこと，患者には「かんだ

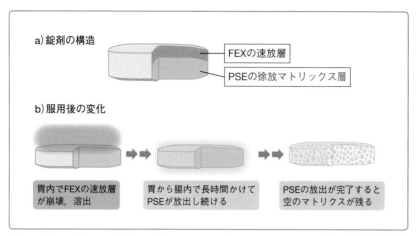

a) 錠剤の構造

FEXの速放層

PSEの徐放マトリックス層

b) 服用後の変化

胃内でFEXの速放層が崩壊,溶出

胃から腸内で長時間かけてPSEが放出し続ける

PSEの放出が完了すると空のマトリクスが残る

図2 ディレグラ®配合錠の構造と服用後の変化

り，割ったり，砕いたりせずにそのまま服用する」よう指導することが重要だ。

　また，パーキンソン病治療薬のレキップ®CR錠（ロピニロール塩酸塩）や抗うつ薬のパキシルCR錠（パロキセチン塩酸塩水和物）では，ともに徐放性の機能をもつ主薬層に，主薬を含まないバリア層とよばれるものを重ねて放出制御機能を高めている多層錠である。調剤や服用にあたってはディレグラ®配合錠と同様の留意が必要だ。

One More Lecture ▶▶▶

　二層錠は相性のよくない成分同士の化学的安定性を保つうえで有用な手段であるが，それでも層の境界面でそれぞれの成分が接触するため，わずかながら分解する傾向がある。解決手段として，添加物のみでできた層を中間に追加する多層錠の技術が効果的である。しかし，層が増えることで薬剤のサイズが大きくなることに加え，製造管理がより複雑になるため，化学分解の程度と服用のしやすさを天秤にかけて開発する薬剤が決められる。

配合変化を防いだり，徐放性にしたり，多層にした製剤工夫がされていても，外層にコーティングが施されると，外見ではわかりません。製剤の創意工夫を伝えるのも薬剤師の責務と感じます。

▶▶ **文 献**
1) 塩野義製薬株式会社：シナール配合錠，インタビューフォーム（2020年3月改訂，第11版）
2) 第一三共株式会社：レザルタス配合錠，インタビューフォーム（2020年5月改訂，第14版）
3) 竹内洋文・監：医薬品製剤化方略と新技術II．シーエムシー出版，2013
4) 日本ベーリンガーインゲルハイム株式会社：ミカムロ配合錠，インタビューフォーム（2020年4月改訂，第19版）
5) サノフィ株式会社：ディレグラ配合錠，インタビューフォーム（2019年7月改訂，第7版）

23 ゴーストピルってなに？

▼ディレグラ配合錠の添付文書

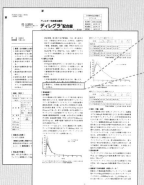

2) 糞便中に、有効成分放出後の殻錠が排泄されることがある。

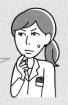

患者さんから飲んだ薬がそのまま出てきたとの連絡が…。なぜ，そうなるのか？薬は効いているのか？

［LTLファーマ株式会社：ディレグラ配合錠，添付文書（2020年12月改訂，第8版）より］

錠剤がそのまま出てきた!?

「お通じに白い変なものが混ざっている！」。これほど患者を不安に陥れることはない。薬は消化管から吸収されて効くのだから便から出るはずがない，もし薬であったとしたら吸収されずに出てきたと思うのは当たり前だ。

しかし，薬剤のなかには主薬が吸収された後，添加物の一部が残渣となって糞便中に排泄されるものがある。これを「ゴーストピル（またはゴーストタブレット）」といい，錠剤の形をしたもののほか"白いつぶ"のようなものが排泄されることもある。この現象は徐放や腸溶など放出制御の工夫をした薬剤に多くみられる。

スローケー®錠600 mg（塩化カリウム）（図1a）[1]やディレグラ®配合錠（フェキソフェナジン塩酸塩・塩酸プソイドエフェドリン）（図1b）[2]

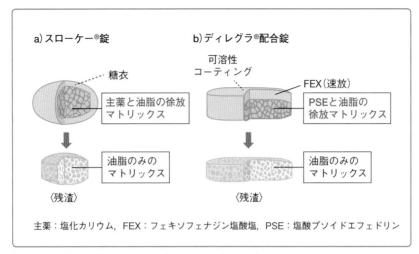

図1　ワックスマトリックスによる残渣のイメージ

は，主薬を油脂成分中に練り込むことで徐放化する「ワックスマトリックス」という技術で作られている。これらの薬剤は，消化管で主薬が長時間かけて放出された後，水に不溶な油脂成分だけが軽石やスポンジのようになって残るのだ。

コーティング成分でも

　ワックスマトリックスに限らず，コーティング成分でも残渣が排泄されることがある。ペンタサ®顆粒94%（メサラジン）（図2a）[3), 4)]は，主薬が水に不溶な高分子であるエチルセルロースでコーティングされた徐放性の粒子だ。エチルセルロースのコーティング膜には小さな隙間が多数あるので，主薬が少しずつ放出され，これが放出した後はコーティング膜が"白い中空のつぶ"として残るのだ。また，ペンタサ®錠（図2b）[3), 4)]は素錠であるが，その中にペンタサ®顆粒と同様の粒子を多数含むマルチプルユニット型の薬剤（第1章-9においても解説）なので，同じように粒子の残渣が"白い中空のつぶ"として排泄されることがある。

　一方，同じメサラジンを含むアサコール®錠400mg（メサラジン）（図2c）[5)]は，pH7以上で溶ける高分子（メタクリル酸コポリマーS）で錠剤の外部をコーティングしたシングルユニット型の薬剤（第1章-9に

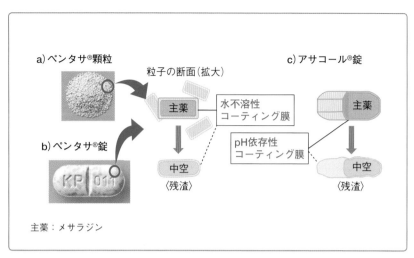

図2 水不溶性高分子のコーティング膜による残渣のイメージ
〔画像 杏林製薬株式会社：ペンサタ顆粒94％/ペンサタ錠500mg〕

おいても解説）である。このコーティング膜は消化管の下部で溶解しはじめるため，やはり糞便中に排泄されることがあり，こちらは"錠剤の形をした中空の残渣"となる。

おわりに

　かつて私が企業の研究者だったとき，北海道を担当している医薬情報担当者から「患者が飲んだ薬（細粒であった）がそのまま便に出た」という連絡を受けた。その薬剤の設計にも関わっていたので，その背景がすぐにピンときた。主薬は完全に溶け出し，残るのはその抜け殻である残渣なのだ。説明に使うデータとともに溶出試験後に残った白い残渣をていねいに乾燥し，飛行機で駆けつけた。医師には十分納得してもらい，そのとき次の言葉をかけてもらった。「服用後に熱は下がっているので効いているのね。だれでも病気のときはちょっとしたことでも不安になるのものだから」。企業からのきめ細かい情報提供が薬を安心して飲んでもらうのにいかに大切であるかを改めて感じた。

かつて貧血で受診した際，医師から「便は黒くないですか？」の質問に，「イイエ」と答えてフェログラが処方され服用しました。翌日，真っ黒な便を見たとき，"しまった"と思った経験があります。フェログラのせいなのに，薬剤師でもこのありさま。服薬により，患者さんを不安にさせないようきめ細やかな服薬支援が大切です。

▶▶ **文 献**

1) ノバルティスファーマ株式会社：スローケー錠，インタビューフォーム（2020年4月改訂，第6版）
2) サノフィ株式会社：ディレグラ配合錠，インタビューフォーム（2019年7月改訂，第7版）
3) 杏林製薬株式会社，ペンタサ錠／顆粒，インタビューフォーム（2018 年 7 月改訂，第22版）
4) 杏林製薬株式会社：ペンタサに関するよくある質問と答え（https://www.kyorin-pharm.co.jp/prodinfo/pentasa/）
5) ゼリア新薬工業株式会社：アサコール錠，インタビューフォーム（2018年10月改訂，第9版）

24 イトラコナゾールは水で服用しても問題ないのはなぜ？

▼イトラコナゾール錠の添付文書

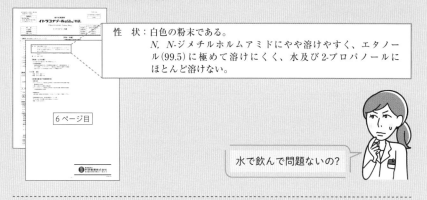

性　状：白色の粉末である。
　　　　N, N-ジメチルホルムアミドにやや溶けやすく，エタノール（99.5）に極めて溶けにくく，水及び2-プロパノールにほとんど溶けない。

6ページ目

水で飲んで問題ないの？

［科研製薬株式会社：イトラコナゾール錠50mg「科研」，添付文書（2020年9月改訂，第15版）］

非晶質・固体分散とは

　　トリアゾール系抗真菌薬であるイトラコナゾールは，水への溶解度が1μg/mL以下の難溶性薬物であることから，経口投与における吸収率を確保するためには，その溶解性を改善する製剤的工夫を施す必要がある。

　　その一つとして原薬の結晶形態の工夫が知られているが，代表的な3つの形態とその特徴を表1に示す[1]。安定形の結晶に比べて準安定形の結晶は溶解度や溶解速度がより高く，無晶（非晶）ではさらに高くなる。これと同じ順で経口投与の際のバイオアベイラビリティも高くなる。

　　それでは非晶とはどのような状態であろうか？　原薬分子が規則正しく配置されている結晶とは異なり，非晶では原薬の分子配置は液体と同じくランダムとなっている。見かけは固体であるが流動性のない極めて粘性の高い液体と思えば理解しやすい。

表1　原薬の形態とその特徴

	結晶		無晶（非晶）
	安定形	準安定形	
分子の配置（構造）	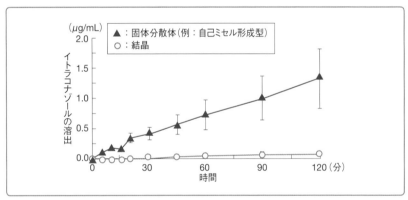		
化学ポテンシャル	低い	高い	より高い
融　点	高い	低い	（構造上液体）
溶解度，溶解速度	小	大	より大
安定性	安定　　←——————————		不安定
バイオアベイラビリティ	低い　　——————————→		高い

図1　人工胃液中（pH1.6）のイトラコナゾールの溶出

〔岡田弘晃・監：製剤の達人による製剤技術の伝承　製剤設計・製造技術の新たな潮流（日本薬剤学会 製剤技術伝承委員会・編）．p24，じほう，2017〕

　ところで，原薬の非晶状態は結晶と比較してエネルギー（すなわち化学ポテンシャル）が高いため，単独では不安定であり長期間その状態を維持するのは難しい。そこで，製剤としては高分子の添加物中に非晶状態で原薬を分散させるのが一般的である。この状態を「固体分散」という。固体分散体では，原薬分子は溶媒の役割をしている高分子添加物中にばらばらになって分散している，こちらも見かけは固体であるが極めて粘性の高い溶液をイメージすれば理解しやすい。

90

図1はイトラコナゾールの溶出を固体分散体と結晶とで比較した一例である。

▨ 各社の製剤に込められた工夫

　現在，イトラコナゾールの固形製剤は複数メーカーより製品化されているが，先発のイトリゾール®カプセル（ヤンセンファーマ）では，水溶性のヒプロメロースを使用して固体分散体とすることによって，その溶出性を改善している。一方，後発のイトラコナゾール錠（科研製薬株式会社）では固体分散に腸溶性のヒプロメロースフタル酸エステルを使用してその溶出性を改善している。

　後発のイトラコナゾール錠（科研製薬株式会社）の固体分散体では水に溶けにくい添加物を使用することに加え，その粒子径を一定以下にコントロールすることで，嚥下困難な患者への経管投与における調剤方法である簡易懸濁法で，より細いチューブを通過しやすい製剤となっている[2]。

　各社の製剤ではそれぞれに工夫が施されているので，それを知ることは投薬の知識として役立つであろう。

物理化学や薬剤学で習った「非晶質化」「アモルファス」「固体分散体」など，臨床でよく採用されている薬剤で使われている製剤技術です。

▶▶文 献
1) 岡田弘晃・監：製剤の達人による製剤技術の伝承　製剤設計・製造技術の新たな潮流（日本薬剤学会 製剤技術伝承委員会・編）．p24，じほう，2017
2) 大島孝雄，他：新規なイトラコナゾール固体分散体製剤の懸濁投与における有用性の検討．Jpn J Pharm Health Care SCI．34：403-410，2008

25 ベストロン®点眼用0.5％は溶解後7日以内に使用…こんなに短いのはなぜ？

▼ベストロン®点眼用の添付文書

> ベストロン®点眼用0.5％は，粉末と溶解液が別々に入っている。

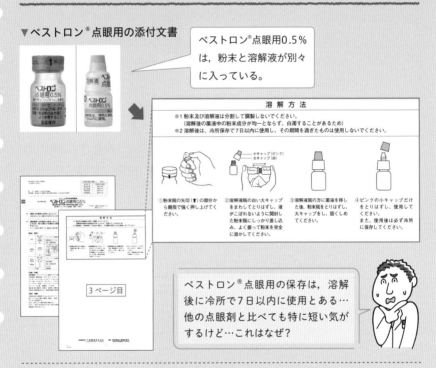

溶解方法

※1 粉末及び溶解液は分別して調製しないでください。
　（溶解液の薬液中の粉末成分が均一とならず，白濁することがあるため）
※2 溶解後は，冷所保存で7日以内に使用し，その期間を過ぎたものは使用しないでください。

① 粉末瓶の矢印（↑）の部分から親指で強く押し上げてください。

② 溶解液瓶の白いキャップをまわしてとりはずし，液がこぼれないように開封した粉末瓶にしっかり差し込み，よく振って粉末を完全に溶かしてください。

③ 溶解液瓶の方に薬液を移した後，粉末瓶をとりはずし，大キャップをし，固くしめてください。

④ ピンクの小キャップだけをとりはずし，使用してください。
また，使用後は必ず冷所に保存してください。

小キャップ（ピンク）
大キャップ（白）

3ページ目

> ベストロン®点眼用の保存は，溶解後に冷所で7日以内に使用とある…他の点眼剤と比べても特に短い気がするけど…これはなぜ？

〔千寿製薬株式会社：ベストロン点眼用0.5％，添付文書（2019年3月改訂，第12版）より〕

点眼剤の製剤タイプについて

　点眼剤は水性の一剤形が理想であるが，主薬の水への溶解性と水溶液中での安定性に応じて**図1**のように剤形が決定される。

　ベストロン®点眼用の主薬であるセフメノキシム塩酸塩はリン酸緩衝液への溶解性はあるものの，溶解後は不安定であるため用時溶解点眼剤としている。この用時溶解点眼剤は，通常主薬を含む粉末が入った容器

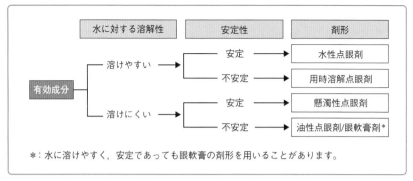

図1　有効成分の物理化学的性質と製剤設計

〔日本眼科用剤協会：医療用点眼剤の製剤設計・製造②点眼剤の剤形「有効成分の製剤設計」
（http://gankayozai.jp/manufacture/index.html）より〕

表1　ベストロン®点眼用 0.5% 溶解後の安定性

	期間（保存条件：15℃）			
	溶解直後	3日後	7日後	10日後
外　観	無色澄明	微々黄色澄明	同左	同左
pH（6.0〜8.0）［溶解時］	6.7	6.7	6.8	7.0
セフメノキシム塩酸塩力価残存率（%）	100	99.4	96.3	95.0

〔千寿製薬：冷所・冷蔵保存が必要な製品の安定性について
（http://www.senju.co.jp/medical/news/__icsFiles/afieldfile/2011/03/24/hozon2.pdf）より〕

と溶解液の入った容器の2つからなり，それを患者が使用開始時に混合・溶解する[1]。本剤のようなセフェム系抗菌薬は溶液中でβ-ラクタム環および隣接する6員環の側鎖が加水分解するため薬効が減弱することが知られている[2), 3)]。

▨ 溶解後は冷所で7日以内

　このようなタイプの点眼剤で重要なことは，患者が自身で調製する場合に，溶解した日にちを必ず記入し，溶解後の使用可能な期間を守るよう指導することである。

　ベストロン®点眼用の溶解後の安定性は**表1**のとおりで，15℃での保存下，セフメノキシム塩酸塩の力価は低下傾向にある。これよりベストロン®

点眼用では，取り扱い上の注意として「溶解後は冷所に保存し，7日以内に使用すること」とされている[1]。この期間はピバレフリン点眼液（溶解後1カ月）やカタリン®K点眼用（溶解後冷所・遮光3週間）など他の点眼剤の調製後の使用の目安より短いので注意が必要となる。なお，保存の際は，冷凍庫内で凍らないよう注意を喚起することも必要だ。

▶▶ **文 献**

1) 千寿製薬株式会社：ベストロン点眼用0.5%，添付文書（2019年3月改訂，第12版）
2) 中村千鶴子，他：セフェム系抗生物質注射剤の溶解後の安定性．病院薬学，12：299-302，1986
3) 才川勇，他：β-ラクタム系抗生物質の薬学的研究．薬学雑誌，99：1207-2018，1979

26　点眼剤の保存条件は？

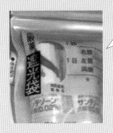

点眼剤の容器はプラスチック製が主流であるが，保管中の薬剤はさまざまなストレスにさらされる。一般に点眼剤は開封後に何回も使用されるため，患者に渡った後の保管の仕方が重要となる。

点眼剤に添付される透明な遮光袋って効果があるの？なかには点眼口を上にして立て保管しなければいけないものがあるのはなぜ？

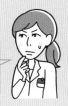

容器を通して薬剤にさまざまな影響が…

　点眼剤の容器はただのプラスチックの入れ物ではなく，目の治療を支える重要な役割を担っている。図1に示すとおり薬剤はこの容器を介してさまざまなストレスにさらされることになり，これらすべてに対して品質の基準を満たすことが点眼剤の容器に求められるのだ。加えて，無菌性の確保や容器が薬液で劣化しないこと，また容器の透明性も重要となる。

　点眼剤は使い切りのシングルユースを除いて複数回使用されるため，その保管は患者に渡った後が重要となる。特に指定がないときは，直射日光の当たらない涼しい場所に保管し，冷暗所と書かれていれば，遮光袋に入れたうえで，冷蔵庫などの15℃以下で日の当たらない場所に保管するのが一般的である[1]。そして，開封後は点眼口（ノズル）から微生物や酸素が浸入することもあるので使用期間に注意する。

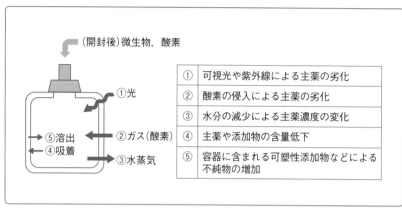

<table>
<tr><td>①</td><td>可視光や紫外線による主薬の劣化</td></tr>
<tr><td>②</td><td>酸素の侵入による主薬の劣化</td></tr>
<tr><td>③</td><td>水分の減少による主薬濃度の変化</td></tr>
<tr><td>④</td><td>主薬や添加物の含量低下</td></tr>
<tr><td>⑤</td><td>容器に含まれる可塑性添加物などによる不純物の増加</td></tr>
</table>

図1　点眼剤容器を介して薬剤に影響を与える要因

　ところで，薬局で無色や白色半透明なのに「遮光袋」と書いてある携帯袋を渡すが，患者に不思議がられることがある。これは遮光保存の薬剤で，携帯袋がその主薬の分解の原因となる紫外線をカットする材質でできている（可視光で主薬が分解する薬剤では着色の遮光袋が付いている）。このような説明をいつでもできるようにしておくことが，患者の信頼を得るために役立つのではないだろうか。

保存時の温度と容器の向きにも注意

　点眼剤を温度が高くなるところに保管すると主薬の分解が進むのは経口剤と同じだ。点眼剤の容器に「冷所」，「溶解後冷所保存」，「10度以下で保存」などの記載があるものは，冷蔵庫で保管する必要がある。

　一方で，点眼剤のなかには低温で不具合が出る薬剤もあるので注意が必要だ。リザベン®点眼液0.5％（トラニラスト）やバクシダール®点眼液0.3％（ノルフロキサシン）は，それぞれ低温を避ける[2]，あるいは長期間低温に保存しないこととなっている[3]。これらの薬剤を，冷蔵庫などで保管すると，主薬の溶解度が低下して結晶が析出するなど物性の変化の問題が生じるのだ。

　懸濁性の点眼剤は，保管中の容器の向きに注意する。ドライアイ治療薬のムコスタ®点眼液UD2％（レバミピド），抗炎症ステロイド薬のフルメトロン®点眼液0.02％，0.1％（フルオロメトロン），白内障治療薬の

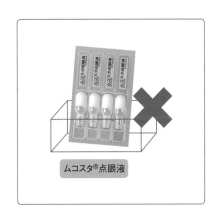

ムコスタ®点眼液

　カリーユニ®点眼液0.005％（ピレノキシン）は，点眼する先のほうを下向きにして保管すると，振ってもよく混ざらなくなったり，粒子が凝集して点眼口の穴につまって点眼できなくなったりする[4]。患者に手渡す際には，点眼口を上向きに保管する必要があることと，よく振って薬を分散させてから点眼することを伝えることが大切だ。

製剤特性により，それぞれ保管上の注意点が異なります。しかし，患者さんにとってはどれも同じ点眼剤です。その製剤の特性を説明し，一歩踏み込んだ服薬支援が必要です。

▶▶ 文 献
1) 中田雄一郎：目薬を創る時と使う時の話．ファルマシア，50：231-234，2014
2) キッセイ薬品工業株式会社：リザベン点眼液，インタビューフォーム（2013年3月改訂，第5版）
3) 杏林製薬株式会社：バクシダール点眼液，添付文書（2018年3月改訂，第11版）
4) 日本眼科医会・監：点眼剤の適正使用ハンドブックQ&A，2011（https://www.rad-ar.or.jp/use/basis/pdf/megusuri02.pdf）

27 基剤の異なる塗り薬どうしを 混ぜるとどうなるの？

▼オイラックス®クリーム10%

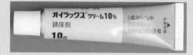

水中油型（O/W型）

+

▼ヒルドイド®ソフト軟膏0.3%

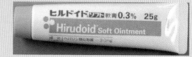

油中水型（W/O型）

> よく使われる塗り薬として軟膏とクリームがあるが、商品名ではその区別があいまいである。特に、クリームは水と油の相が微妙なバランスのうえで作られているため、他の塗り薬を混ぜるときには要注意。

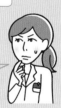

> 塗り薬を単体では容器に詰められるのに、2つの塗り薬をまぜると流れ出てしまうことがあるけれど、なぜ？

▨ 塗り薬の名称に注意

　皮膚に塗布する薬剤（塗り薬）には軟膏、クリーム、ゲル、外用固形剤、外用液剤（リニメント、ローション）がある[1]が、なかでも軟膏とクリームは最もよく使われている（**表1**）[2,3]。

　軟膏とクリームの違いは、クリームには水が含まれており、油ときれいに混ざっている（**図1**）が、軟膏には水が含まれていない。以前は同じ「軟膏剤」として一括りであったが、第十六改正日本薬局方から別の剤形として分類された。そのため、商品名からは基剤や剤形がわからないものが多くある。例えば、ユベラ®軟膏（トコフェロール・ビタミン

表1　軟膏，クリームの基剤とその特徴

剤　形	基　剤	長　所	短　所	製品例
軟　膏	油脂性基剤（ワセリンなど）	• 刺激が少なく皮膚に水疱やびらん，潰瘍があっても適用可能 • 皮膚を保護したり，柔軟にする作用あり	• べとついて使用感に劣る • 洗い落としにくい	亜鉛華軟膏 アズノール®軟膏
	水溶性基剤（マクロゴールなど）	• 滲出液をよく吸収する • 皮膚への浸透性が弱い • 洗い落としやすい	• 乾燥作用がある • 吸収すると基剤が流れてしまう	アクトシン®軟膏 カデックス®軟膏
クリーム	水中油型（O/W型）	• 薬物の透過性に優れる • のび，塗布感がよい • 洗い落としやすい	• 皮膚乾燥作用がある • 軟膏より刺激性が高い	ヒルドイド®クリーム オイラックス®クリーム ユベラ®軟膏 ザーネ®軟膏
	油中水型（W/O型）	• 皮膚への浸透性がやや高い • 水で流れにくく作用に持続が期待できる	• ややべとつく	ヒルドイド®ソフト軟膏 リフラップ®軟膏

〔大谷道輝：皮膚外用剤の適正使用．ラジオNIKKEI第1病薬アワー，2016年5月2日放送をもとに作成〕

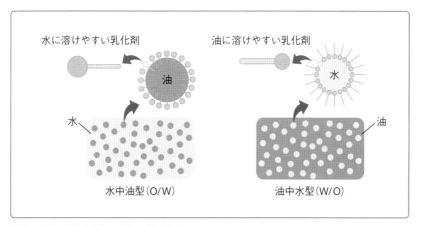

図1　各形態のクリーム剤の模式図

　A油），ザーネ®軟膏0.5％（ビタミンA油）は水中油型（O/W）のクリーム剤で，ヒルドイド®ソフト軟膏0.3％（ヘパリン類似物質）は油中水型（W/O）のクリーム剤だ。ヒルドイド®ソフト軟膏はクリーム剤なので，ジェネリックに変更する場合は軟膏剤ではなく「ヘパリン類似物質油性クリーム」を選択する。

▨ クリーム剤との混合に注意

　マヨネーズやドレッシングと同じように，クリーム剤は，お互いに混ざりあわない水と油の2つの相が乳化剤によって混合されているが，徐々に微粒子が融合して水の相（W）と油の相（O）に分離してしまう準安定状態だ。

　水によく溶ける乳化剤の場合はO/W型エマルションが生成し，逆に油に溶けやすい乳化剤の場合はW/O型エマルションが生成する傾向にある（図2）[4]。この乳化剤の性質を数値で表したのがHLB（hydrophile-lipophile balance）である。それぞれの製品で適切なHLBの乳化剤を使用しているので，クリーム剤に軟膏を混ぜるときだけでなく，2つのクリーム剤をまぜる場合にも，この微妙な形態が壊れて，性状が変化してしまうことが多い。

　まず，クリームとクリームの混合例を見てみよう。O/W型クリーム剤であるオイラックスクリーム10%（クロタミトン）とW/O型クリーム剤であるヒルドイド®ソフト軟膏では，お互いに異なるHLB値の乳化剤を必要とするため，この2つを混ぜると液状化して保存容器から流れ出してしまう。次に，クリームと軟膏の混合では，水溶性ベース（O/W型）のクリーム剤であるユベラ軟膏やザーネ軟膏は，白色ワセリン，白

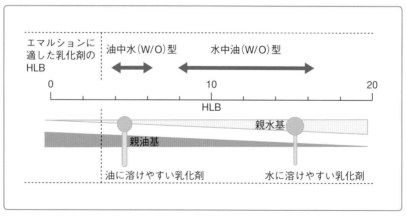

図2　乳化剤のHLB値とエマルションの形態

〔堀内照夫：日本化粧品技術者会誌，44：2-22，2010をもとに作成〕

色軟膏などの油脂性基剤と配合するとエマルションが不安定になり[5), 6)]油脂の分離などが起きる。詳しくは「軟膏・クリーム配合変化ハンドブック」[7)]に個別製品の情報が掲載されているので，そちらを参照されたい。

学生時代に習ったHLB値は文字どおり親水性・親油性バランスで，界面活性剤の水と油への親和性の程度を表す値です。0に近いほど親油性が高まり，20に近いほど親水性が高くなります。

▶▶**文 献**
1) 厚生労働省：第十七改正日本薬局方（平成28年3月7厚生労働省告示第64号）
2) 慶應義塾大学病院：KMPAS（http://kompas.hosp.keio.ac.jp/index.html）
3) 大谷道輝：皮膚外用剤の適正使用．ラジオNIKKEI第1病薬アワー，2016年5月2日放送（http://medical.radionikkei.jp/byoyaku/byoyaku_pdf/160502.pdf）
4) 堀内照夫：乳化基礎理論．日本化粧品技術者会誌，442-22, 2010
5) サンノーバ株式会社，ユベラ軟膏，インタビューフォーム（2013年10月改訂，第4版）
6) サンノーバ株式会社，ザーネ軟膏0.5%，インタビューフォーム（2014年9月改訂，第6版）
7) 江藤隆史，他軟膏・クリーム配合変化ハンドブック第2版．じほう，2015

28　フェンタニルテープははがれたら貼りなおす？

▼ワンデュロ®パッチの患者さん向け資材

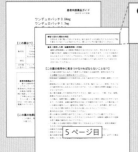

●貼り忘れた場合の対応
　2回分を1度に貼ってはいけません。貼り忘れや1日を超えたにもかかわらず貼り替えていないことに気がついたら、新しいパッチに貼り替えてください。

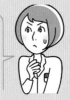

フェンタニルテープ
（ワンデュロ®パッチ）は
途中ではがれたら
どうするんだろう……。

［ヤンセンファーマ株式会社：ワンデュロパッチ 患者向医薬品ガイド（2015年10月更新）より］

経皮吸収型製剤

　テープ剤などの経皮吸収型製剤は，一定の速度で，徐々に薬が皮膚から吸収されるように設計されている。図1は，マトリックス型とリザーバー型とよばれる放出制御の方法のイメージである。主薬が皮膚から吸収されると，皮下の毛細血管から速やかに吸収され，薬は全身に運ばれる。そのため，主薬は貼った部位ではなく，飲み薬と同じように全身への効果が期待できる。例えば，ワンデュロ®パッチ（フェンタニル経皮吸収型製剤）はマトリックス型の製剤で，主薬の放出が一定になるよう工夫されており，1日用のテープ剤として使用されている。マトリックス型の薬剤の拡散速度は，膏体（粘着剤）の乾燥条件や水溶性高分子の添加の有無といったマトリックスの調製条件により異なる。一方，ニトロダーム®TTS（ニトログリセリン経皮吸収型製剤）は，リザーバー型の放出製剤で，放出を制御する膜により長期間薬剤が放出され続ける。

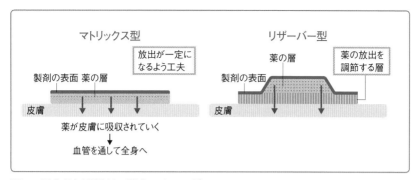

図1 経皮吸収型製剤の構造のイメージ

▧ 一度はがれたら貼りなおす？　そのタイミングは？

　汗などによりテープ剤が一度はがれた場合，使われている粘着剤の種類により，再貼付のしやすさが異なってくる。例えば，角質層をはがさないタイプの粘着剤を使うフランドル®テープ（硝酸イソソルビドテープ剤）は複数回の再貼付ができるが，粘着剤が異なるビソノ®テープ（ビソプロロールテープ剤）は再貼付が難しい。そのため，ビソノ®テープでは「はがれてきた場合は，汗や皮膚の水分をよく拭き取ってから絆創膏などで固定し，再貼付してください」と指導する。

　また，再貼付ができずに新しいテープ剤に交換する際には，貼り替えるタイミングがテープ剤によって異なる。ワンデュロ®パッチをはじめとした多くのテープ剤では，ただちに同用量の新たな本剤に貼り替えることが推奨されている。一方でビソノ®テープは，次回の貼付時間になってから新しいテープを貼ることを推奨している。ビソノ®テープを12時間貼付した場合の主薬のAUCと24時間貼付した場合のAUCとの違いが小さいことに加えて，繰り返し貼付した際の血中の半減期が約20時間と長いので，貼付後12時間ではがれた場合に，ただちに新しいものを貼付すると過量投与となってしまう（**図2**）。

　なお，一般的にテープ剤では皮膚の角質層のはがれや吸収を容易にする添加剤の影響もあることから皮膚刺激を避けるため，毎回貼付部位を変えることが望ましい。

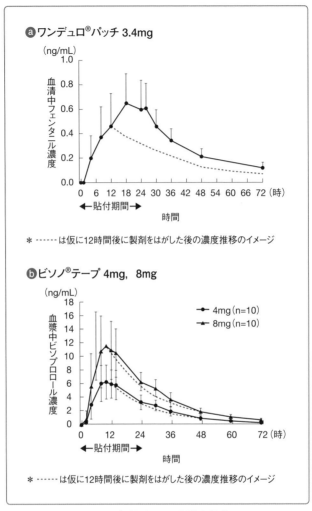

図2　単回貼付中および剥離後の血中濃度推移

〔ヤンセンファーマ株式会社：ワンデュロパッチ，添付文書(2019年9月改訂，第7版)／
トーアエイヨー株式会社：ビソノテープ，添付文書(2019年5月改訂，第5版)より改変〕

貼り替えをいつすべきかは，テープ剤の種類によっても異な
ります。患者さんからの質問に対応できるよう薬剤ごとに事
前に調べておきましょう。

29 吸入剤は正しい操作と吸い方が肝心？

▼シムビコート®タービュヘイラー®の患者さん向け資材

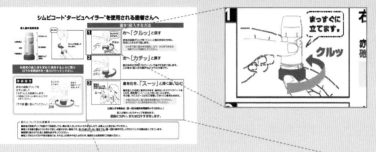

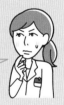

吸入剤をまっすぐに立てなきゃいけないの？
吸入は"ゆっくり深く"？　それとも"力強く速く"？

〔アストラゼネカ株式会社：シムビコートタービュヘイラー，患者向け薬品ガイド（2019年7月更新）〕

▨ 吸入器ごとの正しい吸い方を理解する

　吸入療法の歴史は非常に古く約4,000年前からとされるが，そのメリットとして，初回通過効果による肝臓での代謝を受けずに直接全身に循環されること，経口投与，皮下注射や筋肉注射に比べて吸収が速やかなこと[1]，があげられる。ただし，この療法では専用の容器が必要となり，その操作法や吸い方を間違えると期待した効果が得られなくなるので，

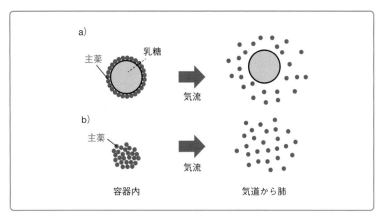

図1　ドライパウダー容器内の粒子の状態と吸入時の気流による分離イメージ

正しい服薬指導をするためにもそれぞれの容器の特徴を知っておこう。吸入器には加圧噴霧式量吸入器（pMDI）とドライパウダー吸入器（DPI）の2種類がある。

　最も効率よく肺の深部に沈着する粒子径は0.5〜3μmといわれている[2), 3)]が，pMDIでは適切な粒子径にそろえた薬剤がすでに噴霧ガスを加圧した液体中に分散しており，噴霧と同時に微粒子の状態で口腔内に噴射される。エアゾールで重要なことは，噴射のタイミングにあわせて吸入することであり，そのため“ゆっくりと深く吸入”することが必要だ。上手に使用できない場合には，スペーサー（吸入補助具）を使用することで吸入がより確実となることも頭に入れておこう。

　一方，DPIでは，吸入器を複数回使用するにつれて薬剤が乾燥による静電気や夏場の湿度で凝集し，器具などに付着してしまう。そこで，直径数十ミクロンの乳糖などの担体に微細な薬物粒子を付着させたり（図1a），薬物同士でより大きなサイズの粒子を造って流動性を高めたりして（図1b），吸入する際の自力による空気の流れで，再び肺への到達に適した小さなサイズに戻るように設計されている[4)]。したがって，ドライパウダーでは肺への到達を向上させるために，“力強く速く吸入”することが必要だ。また，吸入器には空気を取り入れる穴があるので，これを塞いでしまうと十分な空気の流れが得られない可能性があるので要

注意だ。

　なお，吸入した薬剤の肺での沈着を確実にさせるためには，エアゾール，ドライパウダーともに，吸った後の息止めが重要[5]になる。息を止めるのは3〜5秒程度[6]なので患者にしっかり伝えよう。

タービュヘイラーはまっすぐ立てて操作

　ドライパウダーでも吸入器によって操作が違う。シムビコート®タービュヘイラー®30吸入，60吸入（ブデソニド・ホルモテロールフマル酸塩水和物）では，図2のように，赤い回転グリップを"クルッ"と右へ回し，止まったら左に"カチッ"と音がするまで戻す。この操作で，薬剤が薬剤貯蔵部から分量ユニット（薬剤貯留皿）の穴に落ちて充填され，続いて，スクレーパーで余分な薬剤が擦り切られたあと吸気導管にセットされる[6)-8)]。もし容器をきちっと立てて操作しないと正しい量の薬剤がセットされないことになる。容器を立ててセットしているかを確認するなど，一歩踏み込んだ服薬指導が必要である。

　これに対して，アドエア100（25，500）ディスカス28（60）吸入用（サルメテロールキシナホ酸塩・フルチカゾンプロピオン酸エステル）では，薬剤は1列につながったブリスターの各ポケットに充填されてい

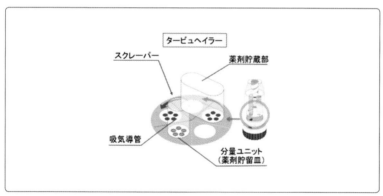

図2　シムビコートタービュヘイラーの操作と容器内の薬剤移動のイメージ

〔アストラゼネカ株式会社：喘息（ぜんそく）の正しい知識と治療についての総合サイト「チェンジ喘息！」（https://naruhodo-zensoku.com/）／

熊本南部・八代アレルギー：気管支喘息—吸入指導–DPI編—，2008年4月9日（http://kumanann-allergy.com/categoyy/asthma/）より〕

る。レバーを"カチリ"と音がするまで押すと、ブリスターが1つ送ら
れポケットのシールが剥がされて吸入口の前に設置される[9),10)]。吸気
によって薬剤がこのポケットから直接噴出されるので、吸入される薬剤
の量は操作中の向きには影響されにくい。力強く速く吸入するには、容
器を床と平行にたいらに持つことが必要である。

ちょっとした吸入動作の違いで効果が異なります。令和2年
度診療報酬改定で吸入薬服薬指導加算（30点）が新設されま
した。患者さんのために、改めて吸入動作を確認し、一歩踏
み込んだ服薬支援をしていきましょう!!

▶▶ **文 献**
1) 山下親正D：粉末吸入剤におけるDDS技術の現状と未来. rug Delivery System,
   21：417-425, 2006
2) Kanig, JL：Pharmaceutical aerosols. J Pharm Sci, 52：513-535, 1963
3) 橋田 充・監：図解で学ぶDDS：薬物治療の最適化を目指す先端創薬技術. p92, じほう,
   2016
4) 岡本浩一：経肺吸収製剤の現状と将来. 日本薬理学雑誌, 150：92-97, 2017
5) Katz IM, et al：J Aero Med, 18（4）, 2005
6) 環境再生保全機構：成人ぜん息の基礎知識（https://www.erca.go.jp/yobou/zensoku/
   basic/adult/control/inhalers/feature01.html）
7) アストラゼネカ株式会社：シムビコート タービュヘイラー, 患者向け医薬品ガイド
   （2019年7月更新）
8) アストラゼネカ株式会社：喘息（ぜんそく）の正しい知識と治療についての総合サ
   イト「チェンジ喘息！」（https://naruhodo-zensoku.com/）
9) 熊本南部・八代アレルギー：気管支喘息―吸入指導－DPI編―, 2008年4月9日
   （http://kumanann-allergy.com/categoyy/asthma/）
10) グラクソ・スミスクライン株式会社：アドエア ディスカス, 患者向医薬品ガイド
   （2019年2月更新）

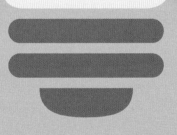

第2章

薬理学編

01 アピキサバンは食事（ビタミンK）の影響を気にしなくていいのはなぜ？

▼エリキュース®錠の患者さん向け資材

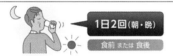

エリキュース錠の服用方法

●エリキュース錠は
医・薬剤師の指

治療の時
最初の1週間
8日以

●服用する直前にPTPシートから取り出して、水またはぬるま湯で服用
してください。
●食前・食後のどちらの服用も可能です。時間を決めて、毎日同じ時間帯
に服用しましょう。
●服用に伴う食事の制限は特にありません（高血圧や糖尿病の治療の
ための食事制限は守ってください）。

- 食前・食後のどちらの服用も可能です。時間を決めて、毎日同じ時間帯に服用しましょう。
- 服用に伴う食事の制限は特にありません（高血圧や糖尿病の治療のための食事制限は守ってください）。

1日2回（朝・晩）

食前 または 食後

ワルファリンと同じ抗凝固薬なのにエリキュース®
（アピキサバン）って食事制限ないのかぁ……なんで？

［ブリストル・マイヤーズ スクイブ株式会社：静脈血栓塞栓症のためにエリキュース錠を服用される
患者さんへより］

アピキサバンの食事への影響と血液抗凝固作用

　これまで代表的な血液凝固を防ぐ薬剤として使用されてきたワルファリンは，ビタミンKを多く含む食品と一緒に服用することにより，血液抗凝固作用が減弱するため，ビタミンKを含む食事を控えるなどの食事制限やモニタリングが必要であった。一方，アピキサバンは，ワルファリンの弱点を克服するために開発されたため，ビタミンKによる作用減

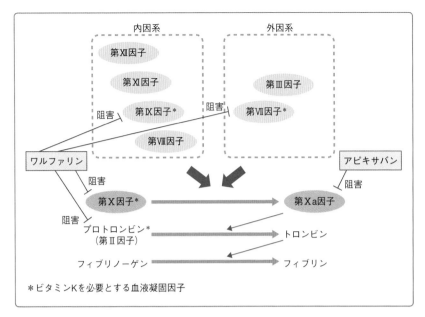

図1 アピキサバンの作用機序

弱がなく，ビタミンKの食事制限はない。

　出血が起こった際に生じる止血（血液凝固）には，血小板が関与する一次止血と血液凝固因子が関与する二次止血がある。二次止血は，血小板からなる一次血栓の周りを強固なフィブリンが覆い，二次血栓を形成することにより生じる。フィブリンは，もともと血液中に存在するフィブリノーゲンが，トロンビンの作用を受けることによって作られる。このトロンビンは，さまざまな血液凝固因子が複雑に関与し，最終的には第X因子が活性化した第Xa因子となることにより，プロトロンビンより生成する。アピキサバン（エリキュース®）は，その第Xa因子を阻害することにより最終的にフィブリンの生成が抑制され，結果として血液が固まりにくくなる（**図1**）。

■ ワルファリンとビタミンKとの関係は

　ここで，ワルファリンとビタミンKとの関係についてみていきたい。前述したとおり血液が凝固する際には，さまざまな血液凝固因子が関与

している。その血液凝固因子のなかには，肝臓で産生される際にビタミンKを必要とするものが存在する。そのビタミンKを必要とする血液凝固因子は，プロトロンビン（第Ⅱ因子），第Ⅶ因子，第Ⅸ因子，第Ⅹ因子の4つである（図1）。したがって，ビタミンKを阻害することができれば，これらの4つの凝固因子の生成は抑制される。一方，ワルファリンはビタミンKと構造が類似しており，ビタミンKの働きを拮抗阻害する作用があるため，これらの4つの凝固因子の生成が抑制された結果として血液が固まりにくくなる。

ワルファリンはビタミンKを阻害することで薬効を示すため，ビタミンKを多く含む食品と一緒にワルファリンを服用すると，ビタミンKの作用を阻害する働きが弱まり，ワルファリンによる血液の抗凝固作用が弱くなってしまう。

納豆とワルファリンの相互作用

ワルファリンを服用している患者は，ビタミンKが豊富に含まれている納豆，クロレラ食品および青汁などの摂取は避けるのが望ましいとされている。その理由は，それらの食品がワルファリンの抗凝固作用を減弱させるからである[1]。その他にも緑黄色野菜や海藻類などの多量摂取は控えるようしたい。

ただし，患者に誤解を与えない指導が必要となる。過度に食事を制限すると，なかには「ネバネバの食品をすべて食べてはいけない」と誤った認識をもったり，逆に「ワルファリンの量を減らせば納豆を食べられる」「ワルファリンは朝に飲むから納豆は夕食で」などと考えたりする患者も出てくる。そうなると，出血のリスクを高めることもあるため，禁忌の食品以外は，栄養が偏ることのないよう，バランスのよい食生活を心がけるよう指導しなければならない。

抗凝固療法のためにワルファリンを服用中の患者が納豆を摂取したことにより，安定していたトロンボテスト値が著しく上昇したとの報告がある（図2）[2]。トロンボテストとは，血液検体の凝固因子活性を総合的に測定する方法である。ビタミンKを多く含む納豆を摂取することにより，ワルファリンのビタミンKを阻害する働きが弱まり，ワルファリン

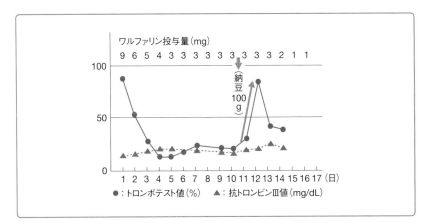

図2　納豆によるトロンボテスト値の変動

〔Kudo T：Warfarin antagonism of natto and increase in serum vitamin K by intake natto．Artery，17：189-201，1990〕

による抗凝固作用が著しく減少し，トロンボテスト値が上昇した。トロンボテストには凝固第Ⅱ因子，第Ⅶ因子および第Ⅹ因子を含めた外因系凝固活性に相関するといわれており，これらの因子は，ワルファリン服用中の薬効評価（モニタリング）に用いられている。トロンボテスト値が高いということは，血液が固まりやすい状況であることを表しているため，ワルファリンによる治療を受けている患者のビタミンKを含む食物摂取については，的確な指示を行う必要がある。

■ アピキサバンとワルファリンの違い

　抗凝固薬は，ヘパリンやアルガトロバンなど，注射剤としてはいくつかあるものの，経口投与が可能な薬剤としては，50年近くにわたりワルファリンのみであった。前述のように，ワルファリンは多くの薬剤や食品と相互作用があり，ビタミンK含有食品の摂取制限や凝固機能の定期的なモニタリングが必要とされてきた。そのためワルファリンのこのような弱点を克服した経口の抗凝固薬として，アピキサバンなどの第Ⅹa因子阻害薬が開発された（**表1**）。

　アピキサバンはプロトロンビンからトロンビンが生成される際に，ビタミンKを必要としない第Ⅹa因子を阻害することで効果を示している。

表1　アピキサバンとワルファリンの比較

薬　物	アピキサバン	ワルファリン
食事制限	なし	あり（ビタミンK含有食品）
薬物相互作用	少ない	多い
PT-INRでの投与量調節	不要であり，用量依存性が明確	必要であり，採血が度々必要モニタリング法が確立
作用時間	2～3時間で血中濃度がピーク半減期が短いため，飲み忘れの影響大	作用発現まで3～4日かかる半減期が長いため，安定していれば飲み忘れの影響少
解毒薬	なし	ビタミンK
副作用	頭蓋内出血は少ない	頭蓋内出血の発現率が高い
薬価	高い（1日数百円）	安い（1日数十円）

ビタミンKによって効果が弱まることはない。また，食事の影響を受けないアピキサバンは，食事の前後のいずれに服用しても構わないこととなっている[3]。

休薬期間の違いに要注意!?

　直接経口抗凝固薬（direct oral anticoagulants；DOAC）を服用している患者に出血のおそれがある手術などの侵襲的処置を行う際には，臨床的に可能であればDOACの投与後24時間以上経過した後に行うことが望ましいとされている[4]。また，侵襲的処置後は患者の臨床状態に問題がなく，出血がないことを確認してから，なるべく早めに投与を再開することとなっている。

　術前休薬時間は，抗凝固薬のうち第Xa因子を阻害するリバーロキサバンやエドキサバン（リクシアナ®）は24時間であるが，ワルファリンは5日程度とされている。抗血小板薬であるアスピリン・ダイアルミネート（バファリン®）は血小板のシクロオキシゲナーゼ（COX）を不可逆的にアセチル化することによってトロンボキサンA_2（TXA_2）の合成を阻害する。そのため，術前休薬期間は7日であり，その他の抗血小板薬であるクロピドグレル（プラビックス®）は14日，チクロピジン（パナルジン®）は10～14日である（表2）。このように休薬期間が異な

表2　主な抗血栓薬の術前休薬期間および作用持続時間

一般名（主な製品名）	術前休薬期間	作用持続時間	半減期
リバーロキサバン（イグザレルト）	24時間（以上）	24時間	5〜13時間
エドキサバン（リクシアナ）	24時間（以上）	24時間	6〜9時間
アピキサバン（エリキュース）	24時間（以上）	不明	12時間
ダビガトラン（プラザキサ）	24時間（以上）	不明	13時間
アスピリン（バファリン, バイアスピリン）	7日程度	7〜10日	0.4時間
クロピドグレル（プラビックス）	14日程度	10〜14日	7時間
チクロピジン（パナルジン）	10〜14日程度	8〜10日	2時間
ワルファリンカリウム（ワーファリン）	5日程度	48〜72時間	36時間

るのは，作用持続時間によって設定されているからで，作用持続時間の長い薬剤は，緊急的に手術などの侵襲的処置が必要になったときに出血リスクが高まり，慎重な対応が要求される。また，休薬期間が長ければ，その期間の治療が中断されてしまい，休薬による不利益を被る可能性も高まる。そのため必要に応じてヘパリンブリッジなど他の対策も考える必要がある。

　抗血栓薬のなかでも休薬期間が異なるため，過去に異なる薬剤を使用したことがある患者には，過去の経験をもとに休薬期間を判断してしまうおそれもあるので，現在使用中の薬剤を確認した後，休薬期間について適切に指導を行う必要がある。

ワルファリンからDOAC，DOACからワルファリンなど，薬剤を変更する際には，休薬期間について必ず患者さんと確認するようにしましょう。食事制限のないDOACは患者さんにとって良いことですが，薬価が高く，お薬代が高くなることも忘れてはいけません。

One More **Lecture** ▶▶▶

▨ NOACからDOACへ

　　約50年にわたり，唯一の経口抗凝固薬としてワルファリンなどのビタミンK拮抗薬が使用されてきたが，2011年に非ビタミンK拮抗経口抗凝固薬であるダビガトランが上市され，これに続く形で複数の医薬品が上市された。当初は，新規経口抗凝固薬（novel oral anticoagulants：NOAC）とよばれ，「新規」という意味をもつ「novel」が用いられたが，年月が経ち，最近ではDOACという名称への変更が国際血栓止血学会から提唱されている[5]。DOACはトロンビンや第Xa因子を選択的に阻害することで抗凝固作用を示すため，食事による影響がなく，頭蓋内出血が少ないといった利点があげられ，ビタミンK拮抗薬に代わり広く使用されるようになった。

▶▶ 文 献

1) エーザイ株式会社：ワーファリン錠．インタビューフォーム（2020年1月改訂．第24版）
2) Kudo T：Warfarin antagonism of natto and increase in serum vitamin K by intake natto. Artery，17：189-201，1990
3) ブリストル・マイヤーズ スクイブ株式会社：エリキュース錠．インタビューフォーム（2020年1月改訂．第10版）
4) バイエル薬品株式会社：イグザレルト錠10mg，15mg．添付文書（2020年2月改訂．第2版）
5) 櫻井まみ，他：直接経口抗凝固薬（DOAC）の特徴と使い分け．日医大医会誌，14：113-120，2018

02 いつも飲んでいるアスピリンの代用となるOTC医薬品はありますか？

▼アスピリン腸溶錠の患者さん向け資材

抗血小板剤の
アスピリン腸溶錠100mg「JG」です

このお薬は、脳梗塞・心筋梗塞などの原因となる
血のかたまり（血栓）ができるのを防ぎます。

◎非ピリン系です。
◎直径7.2mmの小型の白い錠剤です。
◎胃にやさしい腸溶錠です。

このお薬は、胃粘膜での障害を減らすために、
胃で溶けにくく、腸で溶けるように設計されています。

このお薬は、解熱鎮痛薬として市販されているアスピリン
製剤とは、効能・効果、用法・用量が異なります。
医師の指示どおりに服用してください。

正しく服用していただくために、裏面も必ずお読みください。

> このお薬は、解熱鎮痛薬として市販されているアスピリン
> 製剤とは、効能・効果、用法・用量が異なります。
> 医師の指示どおりに服用してください。

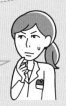

> 医療用医薬品とOTC医薬品
> では 何が違うか患者さんに
> うまく説明できるかな？

〔日本ジェネリック株式会社：抗血小板剤のアスピリン腸溶錠100mg「JG」ですより〕

アスピリン（アセチルサリチル酸）のおさらい

　虚血性心疾患やアテローム血栓性脳梗塞などの循環器疾患は，動脈硬化部位の血栓形成が主な原因であり，その予防目的として抗血小板薬のアスピリンが頻用されている。

　血小板の凝集には血小板内のカルシウムイオン（Ca^{2+}）濃度の上昇が関与している。血小板内のCa^{2+}濃度の上昇を引き起こす因子はいくつかあるが，特にトロンボキサンA_2（TXA_2）の役割は重要である。TXA_2の合成経路として，血小板の細胞膜リン脂質にホスホリパーゼA_2（PLA_2）が作用し，アラキドン酸が作られ，アラキドン酸からシクロオキシゲナーゼ（COX）によってプロスタグランジン（PG）H_2が作られ

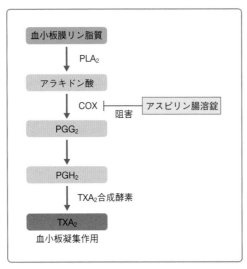

図1　アスピリンの作用機序

る。その後，TXA_2合成酵素によってPGH_2からTXA_2が作られる。アスピリン腸溶錠は，このCOXの働きを不可逆的に阻害することにより結果としてTXA_2が作られなくなり，Ca^{2+}濃度の上昇が起こらず血小板の凝集作用が抑制される（図1）。

アスピリン腸溶錠とOTC医薬品のアスピリンの違いは？

アスピリン腸溶錠の効能・効果は，血栓や塞栓の形成を抑制するとされている[1]。一方，OTC医薬品のアスピリンは，頭痛や月経痛をはじめとする痛みや発熱に効果がある[2]。両者の違いは用量が大きく異なる点である。アスピリン腸溶錠は1回100 mg，つまり低用量であり，OTC医薬品のアスピリンは1回に660 mgと高用量である。高用量のアスピリンを服用することで，アラキドン酸から作られるPGのなかでも，痛みや発熱に関与するPGE_2の産生が大きく抑制され，結果として痛みや発熱が抑えられる。

抗血小板作用に関しても両者は異なっている。OTC医薬品の高用量アスピリンは，血小板のCOXを阻害することで，血小板凝集促進作用のあるTXA_2の働きを抑える。さらに，血管内皮細胞のCOXにおいても

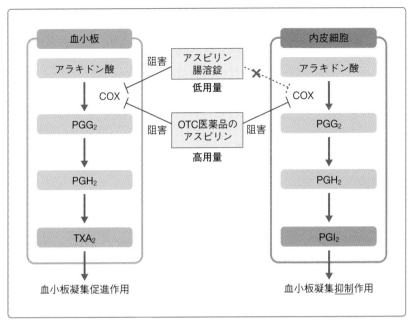

図2　アスピリン腸溶錠とOTC医薬品のアスピリンの違い

阻害し，血小板凝集抑制作用のあるPGI$_2$の働きを抑える作用もあわせもっている（図2）。したがって，相反する2つの作用により抗血小板作用は非常に弱くなっている。一方，低用量であるアスピリン腸溶錠は，主に血小板のCOXのみを阻害するため，抗血小板作用を示すこととなる。このように，アスピリンの用量によって作用が異なることをアスピリンジレンマという。

　抗血小板作用を期待してアスピリン腸溶錠を処方されていた患者が，薬がなくなったからといってOTC医薬品のアスピリンで代用してしまった場合には，必要な効果が得られなくなるかもしれない。したがって，アスピリン腸溶錠を服用している患者にはOTC医薬品のアスピリンとの違いも含め，適切な説明が必要となる。

難しい内容を患者さんにわかりやすく説明するには，十分な理解が必要です。うろ覚えではうまく説明できません。

▶▶**文 献**
1) 日本ジェネリック株式会社：アスピリン腸溶錠，インタビューフォーム（2020年8月改訂，第4版）
2) ライオン株式会社：バファリン配合錠A：使用上の注意

03 ベラプロストが抗凝固薬や 抗血小板薬の作用を増強するのはなぜ？

▼ケアロード®LA錠の患者さん向け資料

> ケアロードLA錠は血液を固まりにくくする作用があるため，特に併用されることが多い抗凝血薬(ワルファリンなど)，抗血小板薬(アスピリンなど)と一緒に服用すると，相互に作用を増強する可能性があります。

ベラプロストナトリウム(ケアロード®LA)(以下，ベラプロスト)は肺動脈性肺高血圧症の治療薬で抗凝固薬(抗凝血薬)の作用を増強……何でだろう？

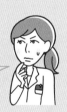

〔アステラス製薬株式会社：ケアロードLA錠をはじめて服用される方へ より〕

▨ ベラプロストの血管拡張作用と血液凝固への影響

　肺動脈性肺高血圧症は，肺血管が狭窄し，心臓が通常よりも強い力で血液を肺に送り出すことで最終的に心臓に負荷がかかり心機能低下を来す疾患である。肺動脈が何かしらの原因により狭くなることが原因であるため，肺動脈（血管）を拡張する薬剤を使用する。

　肺動脈を拡張する薬剤の一つに，ベラプロストがある。ベラプロストはプロスタグランジンI_2（PGI_2）製剤であり，Gs蛋白質と共役するPGI_2受容体に作用することでアデニル酸シクラーゼが活性化し，ATP

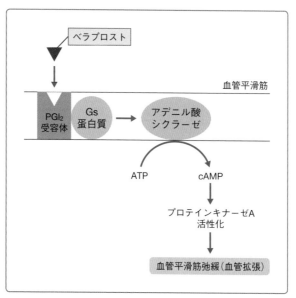

図1　ベラプロストの作用機序

からcAMPを産生し，cAMPがプロテインキナーゼAを活性化すること
により肺動脈の血管平滑筋を弛緩させる（**図1**）。また，ベラプロスト
は血管平滑筋への作用だけでなく，血小板に作用することにより，血液
を固まりにくくする作用もあわせもっている。

ベラプロストはなぜ血小板へ作用するのか？

　前述のようにPGI$_2$製剤であるベラプロストは，血管の拡張作用だけ
でなく，血小板に対する作用もあるため，消化管出血や尿路出血など出
血のある患者には禁忌となっている[1]。また，抗凝固薬や抗血小板薬を
投与中の患者には慎重投与とされている。

　ベラプロストは，血小板のPGI$_2$受容体にも作用することで，血管平
滑筋に作用したときと同様に，受容体に共役しているGs蛋白質を介し
てアデニル酸シクラーゼを活性化させ，ATPからcAMPを産生する。血
小板でcAMPが増加することにより，血小板の細胞内Ca^{2+}濃度が低下
し，最終的に血小板の凝集を抑制する（**図2**）。

　ベラプロストを単独で使用した際の副作用として，出血は1％未満で

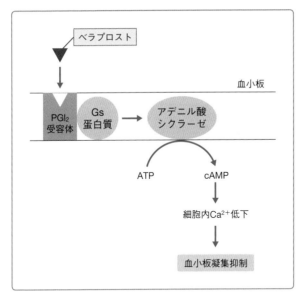

図2　ベラプロストの血小板凝集抑制作用

あるが[1]，他の血液抗凝固薬や抗血小板薬を同時に服用することにより，血液凝固作用や血小板凝集作用が極端に抑制され，出血のリスクがさらに高まるといわれている。したがって，ベラプロストを服用している患者の併用薬を確認する際には，特に血液抗凝固薬や抗血小板薬を服用していないかを確認し，服用している場合には出血に関する情報を伝えるとともに，医療者側もその都度モニタリングすることが重要となる。

> ベラプロストは血小板の凝集抑制作用と血管の拡張作用があることを押さえたうえで，処方薬確認時に見逃さないようにしましょう！

▶▶文　献
1) アステラス製薬株式会社：ケアロードLA錠，インタビューフォーム（2015年7月改訂，第9版）

04 アレンドロン酸を朝（起床時）飲むのはなぜ？

▼ボナロン®錠35mgの患者さん向け資材

ボナロン錠35mgを服用される方へ

このお薬は週1回1錠のむ骨粗鬆症のお薬です。
（毎日のむお薬ではありません）

● このお薬は、食べものや飲みものと一緒にとると、のんでもじゅうぶん体に吸収されません。朝起きたときの空腹時に、水と一緒にのんでください。
（お薬をのんだ後30分間は水以外の飲食をさけてください）

［監修］林 泰史（原宿リハビリテーション病院　名誉院長）

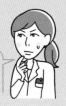

アレンドロン酸（ボナロン®）を起床時に服用するのは……なぜ？

〔帝人ファーマ株式会社：ボナロン錠35mgを服用される方へ（2020年5月改訂）より〕

骨粗鬆症とアレンドロン酸の作用機序

　ときに"寝たきり"の原因となる骨折は，高齢になればなるほどリスクが高まるため，予防が重要になる。骨折は，極度の衝撃が加われば誰にでも起こりうるが，骨がスカスカになってしまう骨粗鬆症の患者は，日常のちょっとした動作によっても骨折してしまうことがある。骨は，破骨細胞によって骨が壊される過程である"骨吸収"と，骨芽細胞によって骨を形成する"骨形成"を繰り返している。1つの骨がまったく新しい骨に変わるには3〜4カ月，全身では約3年で入れ替わる。骨粗鬆症は，骨吸収と骨形成のバランスが崩れ，骨吸収が骨形成を上回ることにより骨が脆弱になる疾患である。骨粗鬆症治療薬のビスホスホネー

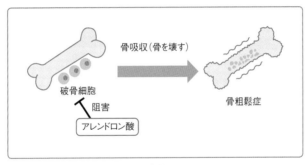

図1　アレンドロン酸の作用機序

ト製剤であるアレンドロン酸は，骨の構成成分であるハイドロキシアパタイトに沈着し，破骨細胞が骨吸収を行う際に破骨細胞内に取り込まれ，破骨細胞のアポトーシス（細胞死）を誘導し，破骨細胞が働かなくなることで骨量を増加させる（**図1**）。このアレンドロン酸は，骨を強くする作用をもっているが，食事に含まれる多様な成分とキレートを形成し，吸収されなくなるおそれがあるため，起床時に空腹状態で服用することとされている。

2時間後の食事でもアレンドロン酸の吸収に影響

　服薬指導では，アレンドロン酸は，起床してすぐにコップ一杯の水（約180mL）で服用すること，服用後は少なくとも30分経ってから食事（併用薬含む）をとるように患者に伝える[1]。アレンドロン酸は極性が高く，負に帯電した分子であり，Mg^{2+}やCa^{2+}のような多価陽イオンとキレートを形成しやすい。したがって，食事だけでなく，アレンドロン酸を服用する際の飲み物にも注意が必要となる。

　食事の2時間前にアレンドロン酸を服用した際のバイオアベイラビリティ（BA）と比較し，食事の30分前に服用した場合のBAは46％減少し，1時間前に服用した場合でも30％の減少が報告されている（**表1**）[2]。一般的に，多くのビスホスホネート製剤は，食事の2時間前の服用であればBAへの影響は少ないといわれているが，アレンドロン酸の場合は服用の2時間前の食事であっても吸収に大きな影響を及ぼすため，起床してすぐの空腹時に服用することは非常に重要になる。

表1　食事や飲み物によるアレンドロン酸のBAの変動

アレンドロン酸服用後の食事までの時間	2時間後に食事した際のBAに対する比	P値
1時間	0.70	0.030
30分	0.54	0.001
アレンドロン酸服用時の飲み物	水で服用した際のBAに対する比	P値
コーヒー	0.39	<0.0001
オレンジジュース	0.35	<0.0001

服用直後の食事や服用時の飲み物により，バイオアベイラビリティが低下。

〔Gertz BJ et al：Clin Pharmacol Ther, 58：288-298, 1995 より〕

　前述のように，アレンドロン酸はコップ一杯の水で服用することが望ましく，鉄分などのミネラルを多く含むミネラルウォーターによる服用でも作用が減弱する。Ca^{2+}を多く含む牛乳はもちろんのこと，朝飲むことが想定されるコーヒーやオレンジジュースによる服用であってもBAが約60％も減少すると報告されている（表1）[2]。したがって，アレンドロン酸を服用している患者に対し，服用のタイミングを適切に指導することに加え，食事や飲み物に気をつけるよう具体的に伝える必要がある。

起きてすぐに服用するというのも，患者さんにとっては何かと大変。でも，起床時に飲んだほうがいい理由をていねいに説明して，患者さんが納得したなら，服薬コンプライアンスも向上していきます。また，服薬後横にならない＝きちんと座る，ではありません。食道に逆流しないように30〜60°ギャッチアップであれば患者さんの負担も軽減できます。

▶▶文 献
1）帝人ファーマ株式会社：ボナロン錠35mg，インタビューフォーム（2020年7月改定，第12版）
2）Gertz BJ et al：Studies of the oral bioavailability of alendronate. Clin Pharmacol Ther, 58：288-298, 1995

05　メナテトレノンはワルファリンとの併用で作用減弱するのはなぜ？

▼メナテトレノンカプセルの患者さん向け資材

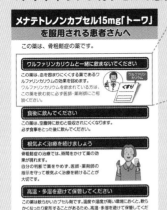

メナテトレノンカプセル15mg「トーワ」を服用される患者さんへ

この薬は、骨粗鬆症の薬です。

ワルファリンカリウムと一緒に飲まないでください

この薬は、血を固まりにくくする薬であるワルファリンカリウムの効果を弱めます。
ワルファリンカリウムを飲まれている方は、この薬を飲む前に必ず医師・薬剤師にご相談ください。

食後に飲んでください

この薬は、空腹時に飲むと吸収されにくくなります。
必ず食事をとった後に飲んでください。

根気よく治療を続けましょう

骨粗鬆症の治療では、時間をかけて薬の効果が現れます。
自分の判断で薬をやめず、医師・薬剤師の指示を守って根気よく治療を続けることが大切です。

高温・多湿を避けて保管してください

この薬は軟らかいカプセル剤です。温度や湿度が高い環境におくと、軟らかくなったり変形することがあるため、高温・多湿を避けて保管してください。

ワルファリンカリウムと一緒に飲まないでください

この薬は、血を固まりにくくする薬であるワルファリンカリウムの効果を弱めます。
ワルファリンカリウムを飲まれている方は、この薬を飲む前に必ず医師・薬剤師にご相談ください。

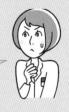

メナテトレノンはビタミンK$_2$製剤。確かにワルファリンに影響しそうだけど，うまく説明できない……。

[東和薬品株式会社：メナテトレノンカプセル15mg「トーワ」を服用される患者さんへより]

▨ メナテトレノンとワルファリンは併用禁忌

　前稿で述べたように，骨は骨吸収と骨形成を繰り返すことにより，常に新しく生まれ変わっている。骨形成に関わる栄養素には，CaやビタミンDだけでなく，ビタミンKも重要となる。ビタミンKは，主に骨が作られる過程を促進する。したがって，骨粗鬆症の治療において骨形成を促進する目的で，ビタミンK$_2$製剤であるメナテトレノンが用いられている。

　Caが骨になるには，骨芽細胞から分泌されるオステオカルシンという蛋白質の関与が必要となる。しかし，オステオカルシンはそのままでは働くことができないため，活性型オステオカルシンとなることで，

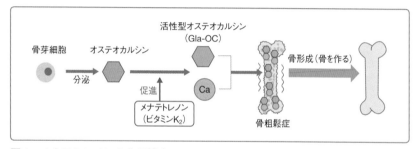

図1 メナテトレノンの作用機序

Caとともに骨を形成することが可能となる。その際に，オステオカルシンを活性型にするのがビタミンKの役割である。したがって，メナテトレノンはオステオカルシンを活性化させ，骨形成を促進する（図1）。

　メナテトレノンと相互作用のある薬剤としてワルファリンがあげられる。ワルファリンは，ビタミンKを阻害することにより血液の抗凝固作用を示すため，ビタミンK_2製剤であるメナテトレノンを服用すると，ビタミンKの作用を阻害する働きが弱まり，ワルファリンによる作用が減弱してしまう。そのため，ワルファリンの服用患者がメナテトレノンを使用することは併用禁忌となっており，注意が必要である。

ワルファリン服用患者へのメナテトレノンの影響!!

　ワルファリンを服用している患者がメナテトレノンを服用することは，上述したようにワルファリンの抗凝固作用を減弱させる可能性があるため，ワルファリンによる治療を優先する場合は，メナテトレノンの投与を中止する必要がある[1]。

　ビタミンK_2であるメナテトレノンは，骨に作用して骨形成を促進する作用だけでなく，血液凝固因子〔プロトロンビン（第II因子），第VII因子，第IX因子，第X因子〕を合成する過程において，血液凝固因子のグルタミン酸残基から，生理活性を有するγ-カルボキシグルタミン酸残基に変換する際のカルボキシル化反応に関与する（図2）[2]。そのためメナテトレノンは，肝臓でのプロトロンビンなどの合成を促進し，体内の止血作用を強める方向に働く可能性がある。一方，ワルファリンは，ビタミンKと類似した構造をもっており（図3），ビタミンKの働きを

128

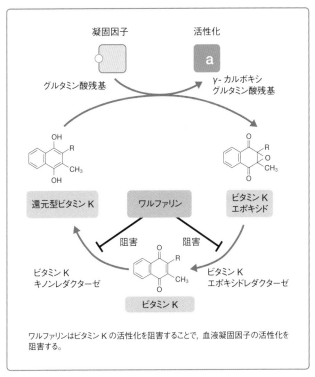

図2　メナテトレノンの血液凝固に関する作用およびワルファ
リンとの関係

〔Stenflo J, et al：Pros Natl Acad Sci USA, 71：2730-2733, 1974 より〕

図3　ワルファリンとビタミンKの構造

拮抗阻害する作用があるため，上記の4つの凝固因子の生成が抑制され，
結果として血液が固まりにくくなる。このようにビタミンKを介して相

反する作用をもつメナテトレノンとワルファリンを同時に服用することにより，両者の期待される薬効が減弱すると考えられている。繰り返しになるが，そのような際には，ワルファリンの服用を優先し，メナテトレノンを中止，メナテトレノンを他の骨粗鬆症治療薬に変更するよう検討することが望ましい。

ワルファリンはビタミンKと類似した構造をもつことは，必ず押さえておきましょう。

▶▶文 献

1) 東和薬品株式会社：メナテトレノンカプセル15mg「トーワ」インタビューフォーム（2015年4月改訂，第3版）

2) Stenflo J, et al：Vitamin K dependent modifications of glutamic acid residues in prothrombin. Pros Natl Acad Sci USA, 71：2730-2733, 1974/Outcomes of Raloxifene Evaluation. JAMA, 281：2189-2197, 1999

06 ラロキシフェンの服用で静脈血栓塞栓症に注意しなければならないのはなぜ？

▼ラロキシフェン錠の患者さん向け資材

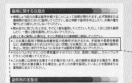

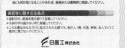

● このお薬の服用で静脈血栓塞栓症の危険性があがるため，手術後や長期安静期など，長期間寝たきりまたはそれに近い状態になる場合には，3日前にはお薬の服用を中止し，完全に歩行できるようになるまでは服用を再開しないでください。

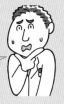

なぜ，血栓ができるのだろう……。

〔日医工株式会社：ラロキシフェン塩酸塩錠「日医工」，ラロキシフェン塩酸塩錠「EE」を服用される方へ
（2019年1月作成）より〕

ラロキシフェンの作用機序と服用時の注意点

　骨粗鬆症の発症には，閉経と加齢が関与しているといわれている。特に，閉経後の女性は，女性ホルモンの一つであるエストロゲンの分泌量が低下するため，骨粗鬆症（骨折）のリスクが高まる。エストロゲンは，骨吸収に関与する破骨細胞のエストロゲン受容体に作用し，骨吸収を抑制する。閉経によってエストロゲンが減少すると，骨吸収を抑制する作用が減弱してしまい骨吸収が進み，骨が脆弱化して骨粗鬆症となる。

　これまで，閉経後の女性に女性ホルモンを補う治療法が行われてきたが，単なる女性ホルモンの投与だけでは，子宮や乳房にも作用してしまい，子宮体がんや乳がんのリスクを高めてしまうことが問題となっていた。一方，選択的エストロゲン受容体モジュレーター（SERM）とよば

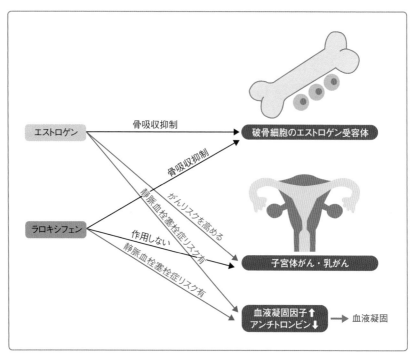

図1　ラロキシフェンの作用機序

　れる骨粗鬆症治療薬のラロキシフェンは，子宮や乳房のエストロゲン受容体には作用せず，骨のエストロゲン受容体にのみに作用するため，骨吸収を抑制し，骨粗鬆症の治療に寄与することができる（**図1**）。ただし，ラロキシフェンの服用によって静脈血栓塞栓症のリスクが高まることが知られるようになり，術後の回復期や長期安静期などの患者へ投与することは避けることとなっている。

▨ 静脈血栓塞栓症の発症状況

　女性ホルモンの一つであるエストロゲンには，血液凝固因子〔プロトロンビン（第Ⅱ因子），第Ⅶ因子，第Ⅸ因子，第Ⅹ因子〕の増加作用およびアンチトロンビン減少作用があり，血液を凝固させる作用があることが知られている。したがって，ラロキシフェンの服用により静脈内に血栓が形成されやすくなり，まれに血栓塞栓症を来すことが報告されて

表1　ラロキシフェンによる静脈血栓塞栓症の発症数

	プラセボ投与群	ラロキシフェン投与群	P値
被験者数	2,576	5,129	
静脈血栓塞栓症発症数（％）	8（0.3）	49（0.9）	0.002

ラロキシフェンにより静脈血栓塞栓症のリスクが高まる。

〔Cummings SR, et al：Multiple Outcomes of Raloxifene Evaluation. JAMA, 281：2189-2197, 1999 より〕

　いる。そして，術後の回復期や長期安静期のような長期間動くことができない患者は，高リスク群となるため，長期不動状態に入る3日前にはラロキシフェンの服用を中止し，完全に歩行可能になるまでは投与を再開しないこととされている[1]。

　ラロキシフェンのわが国における臨床試験311例では，静脈血栓塞栓症は認められていない[2]。しかし，その後の製造販売後調査6,967例のうち，11例に静脈血栓塞栓症が認められたことから，それらを合計して0.15％の患者に発症のおそれがあるとされている。海外の大規模臨床試験における静脈血栓塞栓症の発症頻度は，プラセボ投与群0.3％に対して，ラロキシフェン投与群は0.9％で有意に高いと報告されており，ラロキシフェンを服用することにより静脈血栓塞栓症が3倍発症しやすくなっている（**表1**）[3]。したがって，適度な歩行を心がけるなど，静脈血栓塞栓症が生じにくい環境を患者と一緒に考えていく必要がある。

ラロキシフェンと血栓塞栓症の副作用は，一見すると結びつきにくいですが，作用機序を確認することで，なぜ血栓症の副作用が起こるのかがわかります。これらの知識を患者さんのために活用しましょう！

▶▶文 献
1) 日医工株式会社：ラロキシフェン塩酸塩錠60mg「EE」，インタビューフォーム（2019年4月改訂，第5版）
2) Morii H, et al：Effect of raloxifene on bone mineral density and biochemical markers of bone turnover in Japanese postmenopausal women with osteoporosis：results from a randomized placebo-controlled trial. Osteoporos Int, 14：793-800, 2003
3) Cummings SR, et al：The effect of raloxifene on risk of breast cancer in postmenopausal women：results from the MORE randomized trial. Multiple Outcomes of Raloxifene Evaluation. JAMA, 281：2189-2197, 1999

07 ウルティブロ®吸入用カプセルを 素手で触ってはいけないのはなぜ?

▼ ウルティブロ®吸入用カプセルの患者さん向け資材

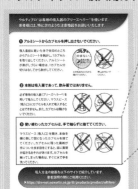

❸ 使い終わったカプセルは、手で触らずに捨ててください。

マウスピース（吸入口）を開き、本体を横に倒して空になったカプセルを捨ててください。カプセルに残った薬剤が手についたまま目をこすると、目に異常が起きるおそれがあります。カプセルを触ってしまった場合は、すぐに水で手を洗ってください。

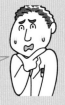

使い終わったら、
なぜ直接触れてはいけないの?

〔ノバルティスファーマ株式会社：ウルティブロ患者様向け使用説明書より〕

緑内障と抗コリン作用

　ウルティブロ®は，抗コリン薬であるグリコピロニウムとβ_2受容体刺激薬であるインダカテロールの配合剤である。両薬剤ともに気管支拡張作用を示し，併用により相加作用が認められている。

　本剤の使用上の注意に，「投与時に本剤が目に入らない様患者に注意を与えること」という記載がある。また，「使い終わったら手で触らず捨ててください」という注意もある。これらは本剤が目に入ることを防止するためで，本剤の抗コリン作用により急性閉塞隅角緑内障が発現する可能性があるためである。図1に示したとおり，毛様体で産生され後

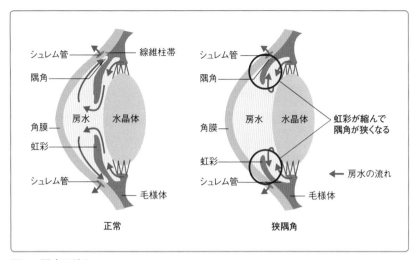

図1 房水の流れ

眼房に分泌された房水は，シュレム管から前毛様体静脈へと流れる。しかし，抗コリン作用により，瞳孔括約筋が弛緩し隅角が狭くなり房水が流れにくくなる。そのため，もともと狭隅角や前房が浅い患者は，抗コリン作用でさらに房水の排出が抑制されるため，急性閉塞隅角緑内障の発作を起こすことがあるので注意が必要になる。

急性閉塞隅角緑内障の注意点

緑内障はその原因により種々のタイプに分類される（**表1**）[1]が，わが国ではすべての緑内障のうち，約8割が原発開放隅角緑内障であり，その大多数（約9割）が正常眼圧緑内障といわれており[2]，狭隅角や閉塞隅角の割合はそれほど高いものではない。しかし，急性閉塞隅角緑内障発作では，眼圧は一般的に30 mmHg以上に上昇し，50 mmHgを超えることもあり，眼圧上昇に伴い，結膜充血や角膜浮腫，視力低下，霧視，頭痛，眼痛，嘔吐などの症状がみられる。また，開放隅角緑内障とは異なり，その症状は激しい。そのため，ウルティブロは閉塞隅角緑内障の患者には使用禁忌となっている。もし，手に薬剤がついてしまった場合は，すぐに水で手を洗うよう指導する必要がある。手についたまま目をこすってしまうと，前述のような異常が生じることがあるので，目

表1　緑内障の分類

> Ⅰ. **原発緑内障（primary glaucoma）**
> 　1.　原発開放隅角緑内障（広義）
> 　　A.　原発開放隅角緑内障（primary open angle glaucoma）
> 　　B.　正常眼圧緑内障（normal tension glaucoma, normal pressure glaucorna）
> 　2.　原発閉塞隅角緑内障（primary angle closure glaucoma）
> 　3.　混合型緑内障（mixed glaucoma）
> Ⅱ. **続発緑内障（secondary glaucoma）**
> 　1.　続発開放隅角緑内障
> 　2.　続発閉塞隅角緑内障
> Ⅲ. **小児緑内障（childhood glaucoma）**

〔日本緑内障学会緑内障診療ガイドライン作成委員会・編：緑内障診療ガイドライン 第4版.
日眼会誌, 122：5-53, 2018より〕

に入ってしまい異常に気づいたときには，できるだけ早く医療機関を受
診するよう促す必要がある。また，抗コリン薬は，排尿障害を引き起こ
す可能性もあるので，前立腺肥大症の患者への使用も禁忌となっている。

> 正常眼圧緑内障であっても，抗コリン薬は急性
> 閉塞隅角緑内障発作のリスクとなります。患
> 者さんとのコミュニケーションから危険性が
> 高いと判断した場合には，具体的な廃棄方法
> を確認しておきましょう。

▶▶ **文 献**

1) 日本緑内障学会緑内障診療ガイドライン作成委員会・編：緑内障診療ガイドライン
第4版. 日眼会誌, 122：5-53, 2018
2) 鈴木康之, 他：日本緑内障学会多治見疫学調査（多治見スタディ）総括報告. 日本
眼科学会雑誌, 112：1039-1058, 2008

08 メトトレキサートで 休薬期間が必要なのはなぜ？

▼メトトレキサートカプセルの患者さん向け資材

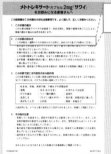

2. このお薬の飲み方
・このお薬は1週間のうちの決められた日時に、決められた量だけお飲みください。

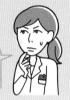

メトトレキサートは服用方法が複雑
……きちんと飲まなければどうなる？

［沢井製薬株式会社：メトトレキサートカプセル2mg「サワイ」をお飲みになる患者さんへ］

メトトレキサートの作用機序

　　メトトレキサートは，細胞に直接作用して細胞分裂を阻害するため細胞毒性薬とよばれている。その作用機序は，ジヒドロ葉酸還元酵素に本薬が結合して，テトラヒドロ葉酸の合成を阻害することによるDNA合成の阻害である（図1）。関節リウマチの治療において本薬を用いてDNA合成を阻害することにより，免疫担当細胞の増殖を抑制することで抗リウマチ作用を発現している。一方で，DNA合成阻害に細胞選択性がないため，骨髄抑制や間質性肺炎，消化器毒性，肝障害などの副作用が起こることがある。関節リウマチの治療に本薬を用いた解析報告（患者460例）によると，24週にわたる観察期間のうち，56.5％の患者に何らかの有害事象が認められた[1]。特に骨髄抑制はしばしば致死的となるため，危険因子を考慮したうえで過量投与にならないよう注意しなければならない。

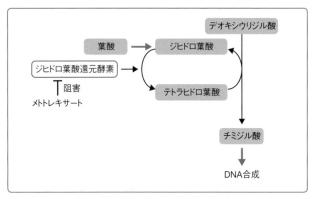

図1　メトトレキサートの作用機序

過剰投与で骨髄抑制？

　関節リウマチの治療において，本薬の低用量間欠投与は広く行われている。用法・用量は，原則6〜8mg/週（治療目標に達しない場合は最大16mg/週まで）を1日1回または2〜3回に分割して，12時間間隔で1〜2日間かけて経口投与し[2]，残りは休薬期間とする。これを1週間単位で繰り返す。

　では，もし休薬期間を設けなかった場合にはどうなるのだろうか？　そのような試験を実施することはできないが，2010〜2015年の間で5件，医療事故として連日投与による過剰投与で骨髄抑制が発生したとの報告がある[3]。したがって，休薬期間を設けなければ前述したような副作用が起こりうる。また，安全性と有効性のモニタリングのために定期的な身体評価と関節評価および検査を行う必要がある。投与開始後あるいは増量後6カ月以内は2〜4週間ごととし，有効性と安全性が確認されたあとは4〜12週ごとに臨床検査値を確認するのが望ましい[2]。

副作用予防に葉酸の併用投与

　前述したように，本薬の作用に特異性がないため，種々の副作用が発現するおそれがある。その副作用は「葉酸を外から補う」ことにより軽減することが可能である。そのため，葉酸製剤の併用投与は副作用軽減および治療継続に有効であり，必要に応じて考慮する。特に8mg/週を

超えて投与する際や，副作用リスクが高い高齢者，腎機能軽度低下症例では，葉酸併用投与が強く勧められる[2]。なお，葉酸製剤の投与量は5mg/週以下，本薬の最終投与24〜48時間後とする。

■ 2mg製剤と2.5mg製剤で異なる適応

　臨床的にメトトレキサートは，①抗リウマチ，②抗悪性腫瘍の2つの目的で使用されている。製品としては，それぞれの目的に応じたものが販売されている（例：抗リウマチ＝リウマトレックスカプセル2mg，抗悪性腫瘍＝メトトレキセート錠2.5mg）。①抗リウマチの目的では，2mgの製剤が使用される。1週間の投与計画としては，初日から2日目にかけて12時間ごとに投与し，残りの5日間は休薬期間とする。②抗悪性腫瘍では2.5mgの錠剤，あるいは注射剤が使用される。経口投与の場合は，化学療法のレジメンによって異なるが，数日間連日で投与し，その後7〜14日間の休薬期間をおくことが多い。

> **ヒヤリ・ハットおよび医療事故事例**
> **事例1：メトレート錠2mg 1日3錠14日分で処方**
>
> 　医療機関Aにおいて，本来，メトレート錠2mg 1日3錠，週1回2週分と処方されるところ，1日3錠14日分で処方された。処方箋を受け取った薬剤師はそのまま調剤し，患者は薬袋の記載どおり10日連続で服用した。患者は口内炎，下痢，倦怠感等の症状が現れたため別のクリニックBを受診し，処方箋が発行された。その処方箋を受け取った薬剤師がすぐに医療機関Aに連絡し患者は至急受診となった。検査の結果，白血球などの検査値に異常はなく，1週間の休薬後，服薬再開となった。
> 〔日本医療機能評価機構：薬局ヒヤリ・ハット事例収集・分析事業（平成28年年報）．2017より〕
>
> **事例2：メソトレキセート®錠2.5mgとメトトレキサート錠2mg**
>
> 　他院より転院した患者に，メソトレキセート錠2.5mgが処方されていた。処方どおり調剤，鑑査を行い投薬時に患者と薬の確認を

していたところ，患者より間違いではないかとの申し出があった。病院へ確認したところ紹介状の判読ミスであり，正しくはメトトレキサート錠2mgだった。

〔日本医療機能評価機構：薬局ヒヤリ・ハット事例収集・分析事業（平成22年年報）．2011より〕

事例3：過剰投与で汎血球減少

　入院中の80代女性。患者は関節リウマチの既往があり，リウマトレックスカプセル2mgを内服していたが，入院時は服用を中止していた。患者の状態が安定したためリウマチでかかりつけだった腎臓内科を受診し，腎臓内科担当医よりメトトレキサート錠2mgの処方を指示された。その際カルテに「MTX（2）3 tab（2-0-1）/週」と記載されていた。脳神経外科医は，この指示を抗悪性腫瘍目的でのメトトレキサート製剤の処方と思いこみ，朝よりメソトレキセート錠2.5mg 3錠（2-0-1）4日分と3日分のつなぎ処方をした。朝2錠，夕1錠をその後7日間連日投与された。採血データにて汎血球減少が認められメソトレキセート錠2.5mgの投与を中止し，輸血やG-CSF製剤投与を行った。

〔日本医療機能評価機構：医療事故情報収集等事業 第27回報告書（2011年7月〜9月．2011より〕

メトトレキサートを初めて使用する患者には，使用目的や用法・用量，選択する製剤が正しいかどうか，服用方法を理解しているのかなどを漏らさずに確認し，事例のような医療事故をゼロにしましょう！

▶▶**文 献**
1) 長岡章平，他：関節リウマチに対する低用量メトトレキサート間欠療法の使用経験．日本臨床免疫学会会誌，28：389-397，2005
2) 日本リウマチ学会MTX診療ガイドライン策定小委員会・編：関節リウマチ治療におけるメトトレキサート（MTX）診療ガイドライン2016年改訂版．羊土社，2016
3) 厚生労働省：抗リウマチ剤（メトトレキサート）の過剰投与に伴う骨髄抑制の報告件数．医療事故情報収集等事業 第41回報告書，2015

09 ゲフィチニブ服用時に かぜ様症状に注意するのはなぜ？

▼イレッサ®錠の患者さん向け資材

●急性肺障害、間質性肺炎はかぜの様な症状：発熱、息切れ、呼吸がしにくい、咳等が発現します。これらの症状があらわれたり、以前からあった症状に少しでも変化がありましたら、直ちに担当医の先生を受診してください。

●急性肺障害、間質性肺炎はかぜの様な症状：発熱、息切れ、呼吸がしにくい、咳等が発現します。これらの症状があらわれたり、以前からあった症状に少しでも変化がありましたら、直ちに担当医の先生を受診してください。この副作用のあらわれかたはさまざまです。ある例では、服用をはじめて7日目に38℃の発熱が確認され、次の日に肺での酸素交換が十分できなくなり、治療が開始されましたが4日目に死に至りました。また、服用して4ヵ月目に発症し、間質性肺炎がゆっくりと進行して1ヵ月後に死亡に至った例などもあります。一方、小さな症状の変化や服用中の検診で、間質性肺炎が早期に発見され、早期治療により改善された例もあります。

このように経過はさまざまですので、服用中は定期的に検診を受け、また、症状の変化等があらわれた場合は、すみやかに医療機関を受診してください。

ゲフィチニブ（イレッサ®）の服用でかぜ様症状……なぜ起こるの？

［アストラゼネカ株式会社：イレッサ錠250を服用される患者さんとご家族へより］

ゲフィチニブと肺の線維化

　ゲフィチニブは，分子標的薬に分類される抗がん薬である。ゲフィチニブは，がん細胞の増殖に関与する上皮成長因子受容体（epidermal growth factor receptor；EGFR）のチロシンキナーゼを選択的に阻害するEGFR-TKI（tyrosine kinase inhibitor）ことで作用を発現する。チロシンキナーゼは細胞増殖のシグナル伝達上の重要な酵素であり，上皮成長因子（EGF）がEGFRに結合すると，受容体に備わるチロシンキナーゼが活性化され，細胞増殖が引き起こされる。ゲフィチニブは，この酵素を阻害することにより抗がん作用を示す。その一方で，インターロイキン-6（interleukin-6；IL-6）の産生を促進するという報告がある[1]。IL-6は線維芽細胞を刺激し細胞の線維化を促進する作用があることから，ゲ

141

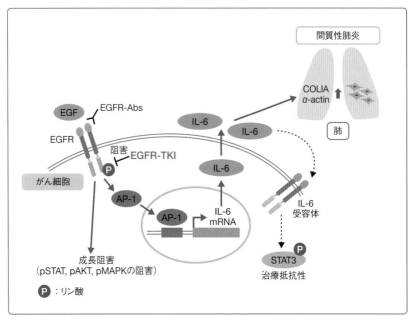

図1　ゲフィチニブによる肺線維化の機序

〔Ishiguro Y, et al：Oncotarget, 4：550-559, 2013より〕

フィチニブは肺の線維化を引き起こすと考えられている（**図1**）[1]。また，ゲフィチニブにより，肺の線維化を抑制する作用をもつ熱ショック蛋白質〔HSP（heat shock protein）70〕が減少するとの報告もなされている[2]。

　これらの機序により，ゲフィチニブは肺の線維化を引き起こし，その結果として，かぜ様の症状が発現する。乾いた咳や息切れのようなかぜ様症状が現れたときには，線維化に基づく急性肺障害，間質性肺炎の可能性がある。急性肺障害や間質性肺炎が起これば，死に至る可能性もあるので，ただちに医療機関を受診する必要がある。

■ 急性肺障害・間質性肺炎の発生頻度

　急性肺障害・間質性肺炎とは，肺の間質部分に炎症や線維化が起こり血中に酸素が取り込めなくなる病態である。これらは，日常動作程度の運動でも呼吸困難が生じることがある。また，乾性の咳嗽も特徴で，ゲフィチニブによる間質性肺炎については，承認時より添付文書の「重大

表1　急性肺障害・間質性肺炎に関する考察

発現率	5.8%（193例／3,322例）
死亡率	2.3%（75例／3,322例）
発現因子	PS2以上の症例 （PS1以下に対するPS2以上の症例　HR＝2.15, 95%CI：1.44－3.21, p＜0.001）
	喫煙歴を有する症例 （喫煙歴無に対する有の症例　HR＝1.99, 95%CI：1.25－3.16, p＝0.004）
	開始時に間質性肺疾患を合併している症例 （投与開始時に間質性肺疾患の合併無に対する有の症例HR＝2.50, 95%CI：1.18－5.28, p＝0.016）
	化学療法歴を有する症例 （化学療法歴無に対する有の症例　HR＝1.79, 95%CI：1.05－3.04, p＝0.032）
予後不良因子	PS2以上の症例 （PS1以下に対するPS2以上の症例　HR＝2.32, 95%CI：1.14－4.73, p＝0.0201）
	男性の症例 （男性に対する女性の症例　HR＝0.27, 95%CI：0.11－0.69, p＝0.006）

HR：ハザード比，95%CI：95%信頼区間，p：p値，PS：パフォーマンスステータス

〔イレッサ錠の急性肺障害・間質性肺炎の調査結果（イレッサ錠時別調査）より〕

な副作用」の項に記載がなされ，さらに販売開始後，間質性肺炎を含む肺障害が報告されたため追跡調査が実施された。その結果，急性肺障害・間質性肺炎の発現率は5.8%，また死亡率は2.3%と報告されている（**表1**)[3]。危険因子としては，①喫煙歴，②化学療法歴，③ゲフィチニブ服用前に間質性肺疾患を合併している，あるいは④全身状態が悪い（PS 2以上）── などがあげられる[3]。

　急性肺障害・間質性肺炎の徴候を早期に発見し，適切な医療につなげることが患者の予後を良くすることはいうまでもない。したがって，投与開始から4週間は原則入院，またはそれに準ずる管理を行うとともに，気をつけたい自覚症状について患者に説明し，異常が認められた場合には適切な処置を行う。

ゲフィチニブの副作用については，患者さんの不安を
あおらないよう注意しながらも，気になる症状がない
か投与後のフォローアップが重要です。

▶▶ 文 献

1) Ishiguro Y, et al：Epidermal growth factor receptor tyrosine kinase inhibition up-regulates interleukin-6 in cancer cells and induces subsequent development of interstitial pneumonia. Oncotarget, 4：550-559, 2013
2) Namba T, et al：Suppression of expression of heat shock protein 70 by gefitinib and its contribution to pulmonary fibrosis. PLoS One, 6：e27296, 2011
3) 厚生労働省医薬食品局：医薬品・医療用具安全性情報 No.206, 2004

10　エイゾプト®懸濁性点眼液1%で，目がかすむのはなぜ？

▼エイゾプト®懸濁性点眼液の患者さん向け資材

エイゾプト懸濁性点眼液1%
を使用される方へ

点眼後、一時的に目がかすむことがありますが、しばらくすると元に戻ります。

エイゾプト®は、
眼圧を下げるためのお薬です。

白～微黄白色
のにごった
点眼液

オレンジ色の
キャップ

点眼後、一時的に目がかすむことがありますが、しばらくすると元に戻ります。

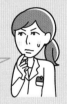

目がかすむのは
エイゾプト®だけ……？

〔ノバルティス ファーマ株式会社：エイゾプト®懸濁性点眼液1%を使用される方へ より〕

点眼剤と霧視

　霧視とは視界全体がかすんで見える状態のことで，白内障やぶどう膜炎などの眼疾患によるもののほかに，点眼剤によって引き起こされることもある（**表1**）。例えば，ゲル基剤を用いた持続性点眼製剤では，点眼液がゲル化することにより，霧視やべたつきが生じるとされている。

　点眼液は，有効成分の水に対する溶解性と安定性より①水溶性点眼剤，②懸濁性点眼剤，③油性点眼剤に大別されるが，②懸濁性点眼剤の使用時に霧視が生じることも報告されている。さらに，薬剤自体あるいは点眼液中の防腐剤により，角膜障害が惹起された場合にも霧視は起こる。

表1 霧視が報告されている点眼液

薬剤名	特徴
チモプトール®XE点眼液	ゲル化点眼液
リズモン®TG点眼液	ゲル化点眼液
エイゾプト®懸濁性点眼液	懸濁性点眼液
ベトプティック®エス懸濁性点眼液	懸濁性点眼液
ムコスタ®点眼液UD	懸濁性点眼液
リボスチン®点眼液	懸濁性点眼液
アイファガン®点眼液	水性点眼液

〔各医薬品の添付文書より抜粋〕

　エイゾプト®（ブリンゾラミド）懸濁性点眼液による霧視発現の詳細は不明であるものの，長期点眼毒性試験において眼組織に明らかな変化が認められなかったことから，白〜微黄白色の懸濁性点眼剤である本剤の剤形が，一要因となっているものと推察される[1]。すべての懸濁性の点眼剤が霧視を引き起こすということではない。また，角膜障害に起因するものでなければ，点眼剤による霧視は一過性のものであるので過度に心配する必要はない。

▨ 点眼剤の使用感

　緑内障治療のために点眼剤を処方された患者78名を対象とした調査の結果，45名（57.7％）が点眼に伴い何らかの気になる症状があるとの回答が得られている。回答のうち最も多い気になる症状は「霧視」で約30％であった[2]。この他，異物感，掻痒感，刺激感などの訴えがみられた[2]。

　それでは，エイゾプト®懸濁性点眼液による霧視はどれくらいの時間持続するのだろうか。霧視の程度を定量化するために点眼直後の視力を経時的に測定したところ，点眼から約3分後まで有意な視力低下が認められたと報告されている[1]。霧視は一過性のものであるが，機械類の操作や自動車の運転には注意するよう指導する。また，高齢者では眼表面での涙液の回転率が延長していることが予想されるため，薬剤の眼表面

での滞留時間延長に起因し，霧視の持続時間は長くなるものと考えられる。したがって，特に高齢者には，点眼直後の霧視について十分に説明する必要があると考えられる。

点眼剤で目がかすむというのは指導時に見落としがちです。使用前に説明しておくことで患者さんの不安を解消することができます。患者さんは目のかすみが薬の副作用なのか，その製剤の特性なのかを知るだけでも，安心できます。どの薬剤がかすむことがあるのか確認しておきましょう。

▶▶文 献
1) 石橋　健，他：二種類の炭酸脱水酵素阻害点眼薬に伴う「霧視」について．日本眼科学会雑誌，110：689-692，2006
2) 高橋現一郎，他：薬局における炭酸脱水酵素阻害点眼薬の使用感調査．あたらしい眼科，25：1285-1289，2008

11 プロスタグランジンF$_{2\alpha}$誘導体で充血や色素沈着が起こるのはなぜ？

▼トラバタンズ®点眼液の患者さん向け資材

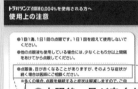

トラバタンズ点眼液0.004%を使用される方へ
使用上の注意

●1回1滴、1日1回の点眼です。1日1回を超えて使用しないでください。

●他の点眼液も使用している場合には、少なくとも5分以上間隔をあけてから点眼してください。

●点眼後、目が赤くなることがありますが、そのような症状が続く場合は医師にご相談ください。

●多くの場合、点眼を継続すると症状は軽減しますので、ご自

●その他、点眼後に何か異常を感じたときは、すぐに主治医または薬剤師にご相談ください。

> ●点眼後、目が赤くなることがありますが、そのような症状が
> 　続く場合は医師にご相談ください。

> トラバタンズ®（トラボプロスト）
> は使いはじめは充血すると
> いわれているわ……。

［ノバルティス ファーマ株式会社：トラバタンズ®点眼液0.004％を使用される方へより］

充血，色素沈着とトラボプロストの関係

　緑内障・高眼圧治療薬であるプロスタグランジンF$_{2\alpha}$（PGF$_{2\alpha}$）誘導体の点眼剤が，ぶどう膜強膜流出路からの房水排出を促進することにより眼圧を下降させる。トラバタンズ®（トラボプロスト）やキサラタン®（ラタノプロスト），ルミガン®（ビマトプロスト）には結膜充血，色素沈着など，PGF$_{2\alpha}$誘導体共通の副作用がある。

　結膜充血は，結膜血管の拡張によって起こる。PGF$_{2\alpha}$は，一酸化窒素（NO）の産生を亢進し，前部ぶどう膜血流を増加させることが報告されている[1]。PGF$_{2\alpha}$誘導体による結膜充血は，NO産生を介した血管拡張によるものと考えられている。

　一方，色素沈着に関しては，PGF$_{2\alpha}$はメラノサイトにおけるチロシン

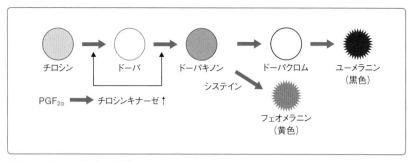

図1　メラニン生合成経路

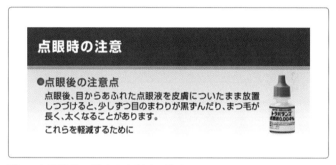

図2　色素沈着に関する点眼時の注意

〔ノバルティス ファーマ株式会社:トラバタンズ®点眼液0.004%を使用される方へより〕

キナーゼの発現を亢進させることが報告されている[2]。メラノサイトは皮膚や眼に分布し，メラニンという色素を産生する細胞である（図1）。チロシンキナーゼはメラニンの生合成を触媒する律速酵素であるため，$PGF_{2\alpha}$誘導体による色素沈着は，メラニン産生の亢進によるものと考えられている（図2）。

$PGF_{2\alpha}$誘導体と充血，色素沈着

　$PGF_{2\alpha}$誘導体による充血は点眼後に現れ，時間の経過とともに自然消退する一過性の所見である。充血発現までの時間，持続時間には個人差，製剤間の差がある。60名の緑内障患者にトラボプロスト点眼液を1日1回，就寝前に点眼し，1カ月後に自覚的評価と他覚所見を比較したところ，42例（70%）に他覚的に充血の所見があり，また，19例（32%）

表1 トラボプロスト点眼液の結膜充血の自覚的評価と他覚的所見の比較

自覚的評価	他覚的所見				計
	変化なし	1段階変化	2段階変化	3段階変化	
気にならない	9	16	5	1	31
はじめのみ	2	8	0	0	10
少し気になる	2	6	2	0	10
気になる	4	0	1	0	5
かなり気になる	1	1	2	0	4
計	18	31	10	1	60

他覚的所見は基準写真を用いたグレード分類からの変化を示す。
〔比嘉利沙子, 他:塩化ベンザルコニウム非含有トラボプロスト点眼液の球結膜充血. あたらしい眼科, 28：563-567, 2011より〕

が試験終了時点でも「気になる」と自己評価していた(**表1**)[3]。一過性の変化ではあるが, 約半数が自覚的に充血を気にすることを考えると, $PGF_{2\alpha}$ 誘導体共通の副作用である充血はアドヒアランスの低下につながる可能性があり, 薬物療法を継続するなかで重要な所見であると考えられる。

　一方で, 虹彩色素沈着(黒目の部分が濃くなる)は7.3%に認められており, 患者を定期的に診察し, 色素沈着が現れた場合には臨床状態に応じて投与を中止する。投与を中止すれば, 元に戻るので, 過度に心配する必要はないと伝える。また, 色素沈着は皮膚に付着した薬剤によって引き起こされるものであるため, 点眼後は洗顔する, あるいは眼瞼周囲をウエットティッシュなどで拭き, 眼瞼周囲に付着した薬剤を洗い流すことも効果的な方法である。

目の周囲が黒ずむだけでなく, 多毛になったり, まつ毛が長く太くなることもあります。片眼のみ点眼する場合はよりていねいな支援が必要です。

▶▶ 文 献
1) Astin M, et al：Role of nitric oxide in $PGF_{2\alpha}$ ocular hyperemia. Exp Eye Res, 59：401-407, 1994
2) Scott G, et al：Effects of $PGF_{2\alpha}$ on human melanocytes and regulation of the FP receptor by ultraviolet radiation. Exp Cell Res, 304：407-416, 2005
3) 比嘉利沙子, 他：塩化ベンザルコニウム非含有トラボプロスト点眼液の球結膜充血. あたらしい眼科, 28：563-567, 2011

12 タクロリムス軟膏の使用中は日光にあたってはいけないのはなぜ？

▼プロトピック®軟膏の患者さん向け資材

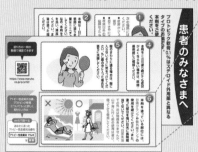

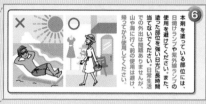

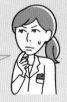

タクロリムス（プロトピック®）軟膏を使用している患者さんにどう説明する？

〔マルホ株式会社：プロトピック®軟膏0.1 成人用：患者のみなさまへより〕

▨ タクロリムスと日光の曝露

　タクロリムス軟膏は紫外線療法実施中の患者には使用禁忌となっており，日光への曝露は最小限にとどめるという注意喚起がされている。本剤を適用したアルビノ無毛マウスに40週間にわたりUVAおよびUVBを照射し，その後12週間無処置期間を設けて観察した試験では，雄において0.1，0.3および1％軟膏群で基剤群に比し，有意な皮膚腫瘍発生時期の短縮が認められた（表1）[1]。雌では1％軟膏群でも有意な短縮は認められていないが，雌雄合算の解析では1％軟膏群でのみ有意差が認められた[1]。この結果から，紫外線照射と並行して本剤を塗布すると皮膚腫瘍の発生時期が早まると示されている。

表1 皮膚がん発生時期の短縮（基剤との比較）

濃度（%）	合　算	雄	雌
0.03	N.S.	N.S.	N.S.
0.1	N.S.	P＜0.05	N.S.
0.3	N.S.	P＜0.05	N.S.
1	P＜0.01	P＜0.05	N.S.

〔マルホ株式会社：プロトピック軟膏適正使用マニュアルより〕

表2 プロトピック®軟膏によるリンパ腫発症リスク

使用薬剤	症例群 (n＝294)	対照群 (n＝1,176)	調整後	
			オッズ比	95％CI
未塗布	131	603	1.00	
プロトピック®＋ステロイド	9	28	0.93	0.39-2.22
プロトピック®単独	2	13	0.50	0.10-2.53
プロトピック®合計	11	41	0.79	0.37-1.71

〔Arellano FM, et al：Risk of lymphoma following exposure to calcineurin inhibitors and topical steroids in patients with atopic dermatitis. J Invest Dermatol, 127：808-816, 2007より〕

　また，マウス塗布がん原性試験において，タクロリムスの高い血中濃度の維持に基づくリンパ腫の増加が認められている。本剤との関連性を明確にすることは困難であるが，国内でリンパ腫，皮膚がんが報告されたことにより，2008年8月より，添付文書の警告欄に「本剤の使用にあたっては，これらの情報を患者又は代諾者に対して説明し，理解したことを確認した上で使用すること」の記載がなされ，注意喚起されている[1]。

▨ タクロリムスとがんの発症リスク

　がん原性試験ではリンパ腫の増加が認められるとされているが，前述の毒性試験ではマウスの全体表面積の40％に相当する部分にタクロリムス軟膏を2年塗布するというプロトコルであり，その結果をそのままヒトに外挿することはできない。タクロリムス軟膏とリンパ腫発症のリスクを検討した臨床研究では，タクロリムス軟膏によるリスクの上昇は認められなかったとの報告もある（表2）[2]。

これまでのところタクロリムス軟膏の使用が皮膚がんやリンパ腫の発症リスクを高めないというエビデンスが集積されてきており，「タクロリムス軟膏の使用は皮膚がんやリンパ腫の発症リスクを高めるとはいえない」というのが日本皮膚科学会の見解である[3]。ただし，詳細な解析には長期観察や大規模試験が必要であり，現時点では，添付文書の用法・用量を遵守することが重要になる。

　紫外線自体が皮膚腫瘍の危険因子であることは公知の事実であるが，日常生活で日光にあたらないということは不可能である。また，光がん原性試験で皮膚腫瘍の発症時期が早まったという結果については，用いた動物は紫外線照射で皮膚がんを発症する特殊な動物で，しかもかなり厳しい条件下で試験を行うことから，実際とは異なる。日光浴や屋外でのスポーツなど強い日光にあたらないように注意すれば，極端に日常生活を変える必要はない。どうしても屋外で活動しなければならない場合は，帽子をかぶるなど服装に留意する。

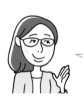

「がん」というと，必要以上に用心してしまい，ときには生活に支障を来すこともあります。警告などの記載内容をそのまま伝えるのではなく，エビデンスを確認した後，事実を伝えることが重要です。できるだけ患者さんの生活を確認したうえで必要なアドバイスをしましょう。

▶▶ 文 献
1) マルホ株式会社：プロトピック軟膏適正使用マニュアル（https://www.maruho.co.jp/medical/pdf/protopic/doctor-tool/01.pdf#zoom=60）
2) Arellano FM, et al：Risk of lymphoma following exposure to calcineurin inhibitors and topical steroids in patients with atopic dermatitis. J Invest Dermatol, 127：808-816, 2007
3) 日本皮膚科学会アトピー性皮膚炎診療ガイドライン作成委員会：アトピー性皮膚炎診療ガイドライン2016年版. 日皮会誌, 126：121-155, 2016

13 ドボベット軟膏®の使用で血清Ca値が上昇するのはなぜ？

▼ ドボベット軟膏の患者さん向け資材

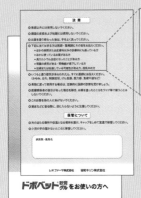

◎下記に当てはまる方は医師・薬剤師にその旨をお伝えください。
- ほかの病院または皮膚科以外の診療科にも通っている方
- ほかに使っているお薬がある方
- 高カルシウム血症になったことがある方
- 腎臓の病気がある・腎機能が低下している方
- 妊婦または妊娠している可能性がある方、授乳中の方

外用剤で血清Ca値が高まるの？

［協和キリン株式会社：ドボベット軟膏®をお使いの方へより］

▨ カルシポトリオールと高Ca血症

　尋常性乾癬の治療薬であるカルシポトリオール水和物・ベタメタゾンジプロピオン酸エステル（ドボベット®）軟膏は，活性型ビタミンD_3と合成副腎皮質ホルモンの合剤である。活性型ビタミンD_3は，腸管，尿細管からのCaの再吸収を促進し，血清Ca値が上昇する（**図1**）。

　高Ca血症（血清Ca値 ≧ 10.5 mg/dL）の状態が続けば，神経・筋症状，高Ca血症に伴う急性腎不全を来すこともある。高Ca血症の原因は種々あるが，活性型ビタミンD_3製剤も一要因といわれており，経口ビタミンD_3製剤では，「血清Ca値の定期的測定を行い，血清Ca値が正常値を超えないよう投与量を調整すること」と，添付文書に記載されている[1]。本剤は外用剤であるが，経口剤と同様に血清Ca値が上昇する可能性が

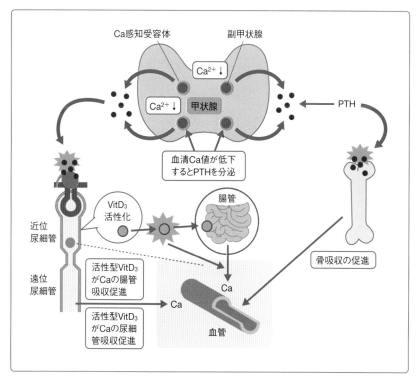

図1　活性型ビタミン（Vit）D₃とCa

あるので注意が必要である。

▨ 活性型ビタミンD₃製剤を安心して使うために

　世界各国で実施された臨床試験の合併データでは，高Ca血症に関連する有害事象は，本剤を使用した7,520例中7例で報告されており[2]，その頻度は0.09％であった。また，本剤中の活性型ビタミンD₃成分であるカルシポトリオール軟膏使用時に高Ca血症を発症した症例の解析からは，腎機能異常，高血圧症などの既往歴，他の薬剤の併用といった危険因子を一つも有していない症例は少なく，複数有した症例がほとんどであった[3]。このことから，高Ca血症は，活性型ビタミンD₃製剤の副作用というよりは，これら危険因子を背景に有する個体において発症する可能性が高まるものと考えるべきである。したがって，危険因子を

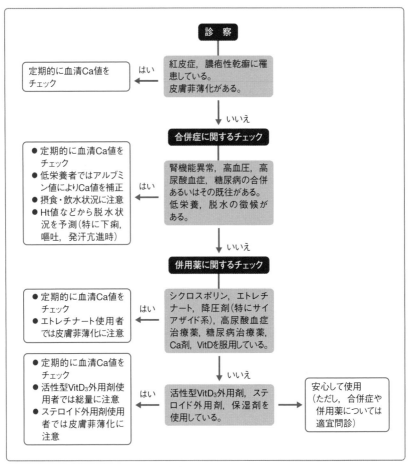

図2　高Ca血症予防のためのアルゴリズム

〔幸野　健：カルシポトリオール（ドボネックス）50μg/g軟膏使用時に高カルシウム血症を発症した症例の検討─予防アルゴリズム案の提唱─. 皮膚の化学, 6：209-216, 2007 より〕

認識し，適切に対応することにより予防できるものと考えられる（**図2**）[3]。

ドボベット®軟膏の2021年1月改訂のインタビューフォームでは，軟膏，ゲル，フォームの国内臨床試験において，副作用として「高カルシウム血症」は認められていません。リスク因子については，主成分であるカルシポトリオールの製剤の添付文書を参考に記載されているものです。

▶▶**文 献**

1) 中外製薬株式会社：アルファロールカプセル0.25μg. 添付文書（2011年3月改訂,
第7版）

2) 大浜　修：ドボベット軟膏. 調剤と情報, 21：294 -305, 375, 2015

3) 幸野　健：カルシポトリオール（ドボネックス）50μg/g軟膏使用時に高カルシウム
血症を発症した症例の検討―予防アルゴリズム案の提唱―. 皮膚の化学, 6：209 -
216, 2007

14 ブロメライン軟膏で痛みや出血に注意するのはなぜ？

▼ブロメライン軟膏の患者さん向け資材

ブロメライン軟膏5万単位/g の使い方

使用方法

● 1日1回、ガーゼなどに適量の軟膏をのばし、医師の指示した部位にあててください。そのときに、指示された部位以外に軟膏が広がらないように注意してください。
詳しい使用法は、医師の指示に従ってください。

注　意

● 本剤の使用を中止する時期については、医師の指示に従ってください。

● 本剤の使用により、痛み、出血、かゆみ、かぶれなどの症状があらわれた場合には使用を中止し、医師に相談してください。

● 患部以外の皮膚、また特に眼や口の中などの粘膜には使用しないでください。また、本剤に触れた手でそのまま眼や粘膜に触れないように注意してください。（手で軟膏に触れた場合には、水でよく洗ってください。）

● 本剤はキャップをしめて室温で保管してください。（高温、直射日光をさけて保管してください）

● 小児の手の届かないところに保管してください。

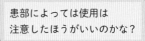

●本剤の使用により、痛み、出血、かゆみ、かぶれなどの症状があらわれた場合には使用を中止し、医師に相談してください。

患部によっては使用は注意したほうがいいのかな？

〔マルホ株式会社：ブロメライン軟膏5万単位/gの使い方より〕

ブロメラインはパイナップル由来？

　ブロメラインは，パイナップルの茎・実からの水抽出物で，エンドペプチダーゼのほか，数種の酵素を含む混合物である（**表1**）。パイナップルをはじめとするBromeliaceae familyの植物から発見されたため，このような名前でよばれている。ブロメラインに含まれるエンドペプチダーゼは，構造的にはセリンプロテアーゼに分類され，さらに，生化学的性質から数種のセリンプロテアーゼに分けられる[1]。

　ブロメラインは，血栓溶解作用，血小板凝集阻害作用，抗がん作用など，多彩な薬理作用を有している[2]。そのなかで，タンパク分解活性に

表1 パイナップル由来のセリンプロテアーゼ（ブロメライン）

由　来	名　称	分子量（kDa）	等電点	糖　鎖
茎	Stem bromelain	23.8〜27	9.5	有
	Ananain	23.4〜25	＞10	無
	Como sain	24.5	＞10	無
果物	Fruit bromelain	25〜31	4.6	有

〔de Lencastre Novaes LC, et al：Stability, purification, and applications of bromelain：A review. Biotechnol Prog, 32：5-13, 2016 より〕

表2 ブロメライン軟膏の壊死組織除去作用

症　例	著明除去（%）	中等度除去（%）	軽度除去（%）	不変（%）	悪化（%）
全症例　86	38（44）	27（31）	14（16）	6（7）	1（1）
熱　傷　28	12（43）	12（43）	3（11）	1（4）	0（0）
褥　瘡　16	6（38）	3（19）	5（31）	2（13）	0（0）
その他　42	20（48）	12（29）	6（14）	3（7）	1（2）

〔小川　豊，他：ブロメライン軟膏の熱傷，褥瘡，その他種々の創に対する壊死組織除去効果. 新薬と臨牀, 48：1301-1309, 1999 より〕

基づく壊死組織除去作用に着目し，褥瘡や熱傷面の壊死組織を分解・除去することにより，治癒を促進する。その作用機序は，アルギニンとアラニン，アラニンとグルタミンのアミノ酸結合を加水分解することによるとされており，実験的にも，第3度火傷面にブロメライン軟膏を塗布した結果，良好な痂皮除去効果が認められることが報告されている[3]。

ブロメラインの臨床効果

創傷面に壊死組織を有する熱傷，褥瘡，各種皮膚潰瘍，挫滅創，切開創，化膿創などの患者86名を対象とした臨床効果の検討結果を表2に示す。全体では著明除去が44%，軽度まで含めると効果がみられたのは92%，疾患別でも軽度まで含めると，熱傷で96%，褥瘡で88%，その他で90%と高い創傷治癒効果が認められている[4]。一方，副作用として疼痛12例（14%），掻痒1例（1%），出血1例（1%）が認められているが，全般改善度と副作用を総合的に考慮した有用度は，有用以上の有用率は熱傷86%，褥瘡63%，その他71%で全体では74%であり，その

有用度は極めて高い[4]。ブロメラインはタンパク分解酵素であることから，局所の疼痛，出血は主作用に基づくものであり，壊死組織分解能の強さの裏面と考えられる。しかし，出血や疼痛の強い症例ではその予防，軽減の必要がある。同様の理由で，本剤に触れた手で粘膜に触れないように注意を喚起するとともに，手で触れた場合は水でよく洗うよう指導することも肝要である。

パイナップルの成分である蛋白質分解酵素のブロメラインは肉を柔らかくする効果があります。薬も料理も同じブロメラインの効果を利用しています。しかし，ブロメラインは60℃以上では活性を失うので高温で加熱調理すると効果がありません。

▶▶ 文 献
1) de Lencastre Novaes LC, et al：Stability, purification, and applications of bromelain：A review. Biotechnol Prog, 32：5-13, 2016
2) Maurer HR：Bromelain：biochemistry, pharmacology and medical use. Cell Mol Life Sci, 58：1234-1245, 2001
3) ジェイドルフ製薬株式会社：ブロメライン軟膏5万単位/g. インタビューフォーム（2013年11月改訂，第9版）
4) 小川　豊，他：ブロメライン軟膏の熱傷，褥瘡，その他種々の創に対する壊死組織除去効果．新薬と臨牀，48：1301-1309, 1999

15 抗がん薬の副作用である悪心・嘔吐を抑制するのはなぜ？

▼イメンド®カプセルの添付文書

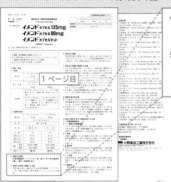

1 ページ目

4. 効能又は効果
抗悪性腫瘍剤（シスプラチン等）投与に伴う消化器症状（悪心、嘔吐）（遅発期を含む）

5. 効能又は効果に関連する注意
本剤は強い悪心、嘔吐が生じる抗悪性腫瘍剤（シスプラチン等）の投与の場合に限り使用すること。[17.1.1-17.1.4 参照]

抗がん薬による悪心・嘔吐になぜ有効？

〔小野薬品工業株式会社：イメンドカプセル，添付文書（2020年12月改訂，第1版）〕

急性期および遅発期の悪心・嘔吐を抑制

　イメンド®（アプレピタント）は，延髄のニューロキニン1（NK1）受容体を遮断して，嘔吐中枢の興奮を抑制する。シスプラチンなどの抗がん薬により，延髄で遊離されるサブスタンスPは，化学受容器引金帯（chemoreceptor trigger zone；CTZ）のNK1受容体を刺激して間接的に，また，嘔吐中枢のNK1受容体を刺激して直接的に嘔吐中枢を興奮させる（図1）。アプレピタントは，NK1受容体を遮断して，抗がん薬による急性期および遅発期の悪心・嘔吐を抑制する。

アプレピタントは5-HT₃受容体拮抗薬と副腎皮質ステロイドの併用が原則 [1], [2]

　5-HT₃受容体拮抗薬および副腎皮質ステロイドを併用する従来の治療

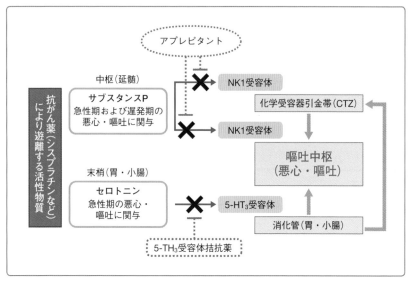

図1 アプレピタントの悪心・嘔吐抑制作用の機序

法は，シスプラチンなど嘔吐を引き起こすリスクの高い抗がん薬による急性期の悪心・嘔吐には有効であるが，遅発期の悪心・嘔吐には有効性が低いことが報告されている。一方，アプレピタントは，急性期に加え，特に遅発期の悪心・嘔吐に有効であるため，原則としてグラニセトロンなどの5-HT$_3$受容体拮抗薬およびデキサメタゾンなどの副腎皮質ステロイドと併用して使用する。シスプラチン投与後120時間（全期間）までに生じる悪心・嘔吐の完全抑制（嘔吐なし，かつ追加の制吐薬による救済治療なし）を有効とした際の有効率は，標準治療群（グラニセトロン，デキサメタゾンのみ）で50.3％であるのに対し，アプレピタント投与群（アプレピタント，グラニセトロン，デキサメタゾン）で70.5％と有意に向上している（**表1**）[2]。

　シスプラチン投与後24時間以内に生じる急性期の悪心・嘔吐に対する有効率は，標準治療群で83.3％であるのに対しアプレピタント投与群では87.0％であるが，海外の臨床試験では急性期の悪心・嘔吐に対する有効率がアプレピタントにより有意に向上することが示されている[3]。また，シスプラチン投与後24時間以降に生じる遅発期の悪心・嘔吐に

表1　アプレピタントによる悪心・嘔吐抑制の有効率

抗悪性腫瘍剤[注1] 投与からの時間	主要評価項目	副次評価項目	
	全期間 （0〜120時間）	急性期 （0〜24時間）	遅発期 （24<〜120時間）
本剤群[注2]	70.5%* （103/146例）	87.0% （127/146例）	72.6%* （106/146例）
標準治療群[注3]	50.3% （75/149例）	83.3% （125/150例）	51.7% （77/149例）

＊：p＜0.05〔vs標準治療群，X^2検定（両側検定）〕

注1）：抗悪性腫瘍剤として，シスプラチンが投与される患者を対象とした。
注2）：本剤の投与は1日目125mg/日，2〜5日目80mg/日の5日間。
　　　また，グラニセトロンは1日目40μg/kg/日（iv），デキサメタゾンリン酸エステルは1日目6mg/日（iv），2〜3日目4mg/日（iv）を投与した。
注3）：グラニセトロンは1日目40μg/kg/日（iv），デキサメタゾンリン酸エステルは1日目12mg/日（iv），2〜3日目8mg/日（iv）を併用投与した。

〔小野薬品工業株式会社：イメンドカプセル，添付文書（2019年3月改訂，第9版）〕
〔Takahashi T, et al：Cancer Sci, 101：2455-2461, 2010〕

対する有効率は，標準治療群で51.7%であるのに対しアプレピタント投与群では72.6%と有意に向上している。これらの結果は，アプレピタントが催吐性リスクの高い抗がん薬による急性期および遅発期の悪心・嘔吐に有効であることを示している。

痛いとき，原因がわからないと不安になり，痛みは増しますが，原因がわかれば我慢できます。抗がん薬による吐き気も同様です。患者さんの不安が少しでも軽減されるようしっかりと説明しておきましょう。

▶▶文 献

1) 村永 愛，他：高度催吐性化学療法におけるアプレピタントの有効性についての検討．医療薬学，39：245-250，2013
2) 小野薬品工業株式会社：イメンドカプセル，インタビューフォーム（2020年11月改訂，第11版）
3) Schmoll HJ, et al：Comparison of an aprepitant regimen with a multiple-day ondansetron regimen, both with dexamethasone, for antiemetic efficacy in high-dose cisplatin treatment. Ann Oncol, 17：1000-1006, 2006

16 オプソ®内服液には服用方法が 2つあるのはなぜ？

▼ オプソ®内服液の添付文書

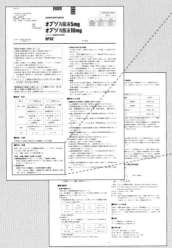

■用法・用量
通常，成人にはモルヒネ塩酸塩水和物として1日30～120mgを
1日6回に分割し経口投与する。
なお，年齢，症状により適宜増減する。

【用法・用量に関連する使用上の注意】
(1) 臨時追加投与（レスキュー・ドーズ）として使用する場合
　本剤の1回量は定時投与中のモルヒネ経口製剤の1日量の1/6量
　を目安として投与すること。
(2) 定時投与時
　1) 初めてモルヒネ製剤として本剤を使用する場合
　　1回5～10mgから開始し，鎮痛効果及び副作用の発現状況を観
　　察しながら，用量調節を行うこと。
　2) 定時投与時の投与間隔
　　1日量を6分割して使用する場合には，4時間ごとの定時に経口
　　投与すること。
　　ただし，深夜の睡眠を妨げないように就寝前の投与は2回分を
　　合わせて投与することもできる。

定時に服用する場合と臨時に服
用する場合があるけど…
両方に使っても大丈夫？

〔大日本住友製薬株式会社：オプソ内服液，添付文書（2020年2月改定，第9版）より〕

オプソ®内服液は定時にも臨時にも服用できる

　持続痛とは，「24時間のうち12時間以上経験される平均的な痛み」と
定義され，強弱はあるものの1日の大半を占める平均的な痛みである。
一方，突出痛とは，「持続痛の有無や程度，鎮痛薬使用の有無にかかわ
らず発生する一過性の痛みの増強」と定義され，患者の約70％にみら
れる。持続痛に対しては，痛みの程度にかかわらず時間を決めて鎮痛薬
を定時に服用する。また，突出痛に対しては，痛いときや痛くなりそう
なときに鎮痛薬を臨時に服用する（レスキュードーズ）。
　定時に服用する鎮痛薬は，非オピオイド（NSAIDs，アセトアミノフェ

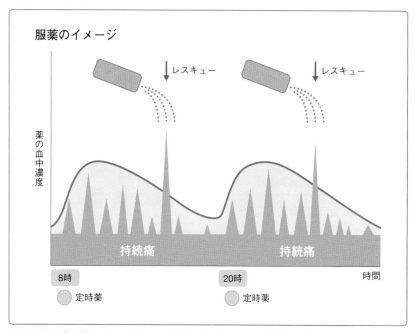

図1 持続痛と突出痛に対するオピオイドの定時および臨時服用

〔株式会社スズケン：医療情報　がんの痛みに対処する ～レスキュー① より（http://www.myclinic.ne.jp/imobile/contents/medicalinfo/top_naika/suzuken_naika_78/mdcl_info.html）〕

ン），弱オピオイド（コデイン，トラマドールなど）および強オピオイド（モルヒネ塩酸塩，オキシコドン，フェンタニルなど）から選択され，必要に応じて鎮痛補助薬が併用される。また，突出痛は持続痛と同じ性質の痛みであることが多いので，定時に服用している鎮痛薬の不足を補うことで，鎮痛効果が期待できる。そのため，臨時に服用する鎮痛薬は，定時に服用している鎮痛薬の成分と同じものが用いられる。オプソ内服液は，モルヒネ塩酸塩の液剤であり，定時の服用にも臨時の服用にも用いられる（図1）。

オプソ®内服液による鎮痛の作用機序

　痛みの刺激は，疼痛伝導系により脊髄から脳（大脳皮質）に伝えられ痛みとして認知されるが，これは逆に脳から脊髄に向かう下行性疼痛抑制系により抑制される。オプソ内服液に含まれるモルヒネ塩酸塩は強オ

ピオイドであり，脊髄および脳のオピオイド受容体を刺激して，疼痛伝導系を抑制するとともに下行性疼痛抑制系を賦活して，がんによる強い痛みを抑制する。一方，非オピオイドであるNSAIDsは，ブラジキニンなど痛みを引き起こす物質の作用を増強するプロスタグランジンの産生を抑制する。また，アセトアミノフェンは，脳に作用して痛みの刺激を伝わりにくくすることにより鎮痛作用を示し，がんによる弱い痛みに用いられる。

■ オプソ®内服液の用法・用量と臨床成績

1 定時服用の用法・用量[1]

　通常，成人にはモルヒネ塩酸塩として1日30〜120 mgを1日6回に分割して，4時間ごとの定時に経口投与する。ただし，痛みが深夜の睡眠を妨げないように就寝前の投与は2回分をあわせて投与することもできる。また，モルヒネ製剤として本剤を初めて服用する場合には，1回5〜10 mgから開始し，鎮痛効果および副作用の発現を観察しながら用量調節を行う。

2 臨時服用（レスキュードーズ）の用法・用量

　臨時服用の1回量は，定時服用のモルヒネ経口製剤の1日量の1/6量を目安に設定する[1]。オプソ®内服液は，投与後10〜15分で鎮痛効果が発現し，30〜60分で最大となるため，服用1時間後に効果を確認し，痛みが残っていれば繰り返し臨時服用する。服用間隔を1時間空ければ，1日に何度服用しても構わないが，服用回数が増えてきた場合には，定時服用量の増量を検討する必要がある。

3 鎮痛効果の有効率[1, 2]

①定時服用の有効率

　初めてモルヒネ製剤として用量調節を行った定時投与例（新規例）の有効率は97％であった（**表1**）。また，既存のモルヒネ速放性経口剤から本剤に切替えた定時投与例（切替例）の有効率は100％であった。

②臨時服用（レスキュードーズ）の有効率

　突出痛が発現した際に，本剤を臨時追加投与した際の有効率は78％であった。

表1　オプソ®内服液服用患者82例の臨床成績

試　験		有効率
定時投与^{※1}	新規例^{※2}	97％（32/33）
	切替例^{※3}	100％（9/9）
臨時追加投与^{※4}		78％（31/40）
計		88％（72/82）

※1　1日用量を6回に分割した投与方法（深夜の睡眠を妨げないように就
　　寝前の投与を2回分あわせて投与する方法も含む）
※2　初めてモルヒネ経口製剤を投与する際に用量調節を行った定時投与例
※3　既存のモルヒネ速放性経口製剤から本剤に切替えた定時投与例
※4　突出痛が生じた場合に定時投与中のモルヒネ経口製剤の1日用量の
　　1/6量を目安として投与する方法
〔大日本住友製薬株式会社：オプソ内服液，添付文書（2020年2月改訂，第9版）〕

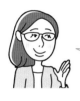

患者さんも同じような疑問をいだきます。不安があると，
とれる痛みもとれません。薬の必要性を理解し，患者さん
にわかりやすく説明することが大切です。

▶▶文 献
1）大日本住友製薬株式会社：オプソ内服液，添付文書（2020年2月改訂，第9版）
2）檀 健二郎，他：がん患者の疼痛治療における AN-982（塩酸モルヒネ内用液剤）の
　臨床評価―第Ⅲ相臨床試験―．PAIN RESEARCH，18：91-103，2003

17 プロスタグランジン（PG）製剤が 妊婦に使用できないのはなぜ？

▼サイトテック®錠の医療従事者向け資材

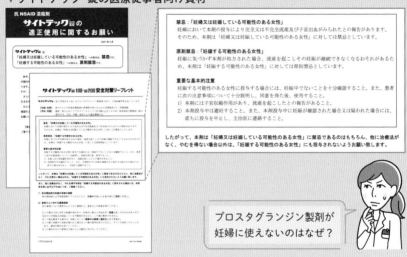

〔ファイザー株式会社：抗NSAID潰瘍剤 サイトテック®錠の適正使用に関するお願い（2021年4月作成）より〕

▨ ミソプロストールは妊婦に禁忌

　サイトテック®（ミソプロストール）はPGE_1誘導体であり，胃酸分泌抑制作用，胃・十二指腸粘膜保護作用のほか，子宮収縮作用を有する。

　胃・十二指腸粘膜のCOX-1を介して産生される内因性プロスタグランジン（prostaglandin；PG）E_2は，EP受容体を刺激して胃酸分泌抑制作用や粘膜保護作用を示し，消化性潰瘍の発症を抑制している（これにはPGI_2によるIP受容体の刺激も関与している）。一方，炎症部位のCOX-2を介して産生されるPGE_2やPGI_2は，炎症反応の促進や痛みの増強に関与している。酸性NSAIDsは，炎症部位のCOX-2を阻害して抗炎症作用

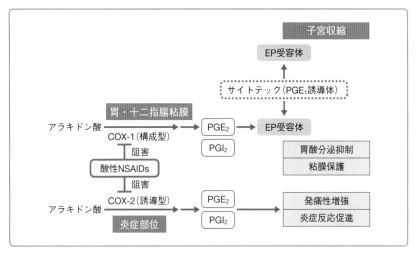

図1　NSAIDsによる消化性潰瘍の発症とミソプロストールの抗潰瘍作用の機序

を示すが，胃・十二指腸粘膜のCOX-1も阻害するので，長期に投与すると胃酸分泌の促進や粘膜保護作用の減弱により胃・十二指腸潰瘍を引き起こす。

　ミソプロストールは，PGE_1誘導体であり，胃・十二指腸粘膜のEP受容体を刺激して，NSAIDsの長期投与による潰瘍を改善する（**図1**）。一方，ミソプロストールは，子宮平滑筋のEP受容体を刺激して，子宮を収縮させるため流産の危険性があり，妊婦または妊娠している可能性のある人への投与は禁忌となっている。なお，サイトテック錠の添付文書は新記載要領に改訂[1]が行われ，現在は妊娠する可能性のある女性への「原則禁忌」の項目はなくなっている。ただし，「妊娠する可能性のある女性には，治療上やむを得ないと判断される場合を除き，投与しない」，「妊娠する可能性のある女性に投与する場合には，妊娠中でないことを十分確認する」など，妊娠する可能性のある女性への確認は慎重に行うこと。

▨ ミソプロストールはNSAIDs長期投与による潰瘍に有効[2]

　ミソプロストールの経口投与（1回200 μg，健常成人）は，胃酸の基礎分泌量を85.4％抑制した。また，ガストリン受容体やヒスタミンH_2

表1　NSAIDs潰瘍に対するミソプロストールの臨床成績

対象疾患名	内視鏡判定治癒率	有用率（有用以上）
胃潰瘍	65.7%（44/67例）	76.4%（55/72例）
十二指腸潰瘍	83.3%（5/6例）	66.7%（4/6例）

〔ファイザー株式会社：サイトテック錠，添付文書（2021年6月改訂，第1版）〕

受容体を刺激した際の胃酸分泌量を，それぞれ，28.4％および47.9％抑制した。

　粘膜血流量の増加は，粘液の分泌促進や粘膜修復の促進により粘膜保護作用を増強させる。ミソプロストール経口投与（1回200μg，健常成人）は，粘膜血液量を8.5〜27.3％増加させた。また，重炭酸イオンは，胃酸を中和して粘膜を保護する。ミソプロストール経口投与（1回100〜400μg，健常成人）は，十二指腸での重炭酸イオン分泌を増加させた。

　以上の胃酸分泌抑制および粘膜保護作用によりミソプロストールは，健常成人においてアスピリン，イブプロフェンおよびトルメチンなどのNSAIDsによる胃・十二指腸粘膜障害，また，ナプロキセンによる胃粘膜障害に対して抑制効果を示した。また，ミソプロストールの12週間経口投与（800μg/日）は，NSAIDs継続投与中の関節炎患者において，胃・十二指腸潰瘍の発生を抑制した。同様に，ミソプロストール12週間経口投与（400μg/日または800μg/日）は，NSAIDs継続投与中の変形性関節症患者において，胃潰瘍の発生を抑制した（**表1**)[1]。

このまま説明しても患者さんは理解できません。患者さんにわかりやすくやさしく説明するには，十分な知識をもち，完全に理解するまで学ぶ必要があります。

▶▶ **文　献**

1) ファイザー株式会社：サイトテック錠，添付文書（2021年6月改訂，第1版）
2) ファイザー株式会社：サイトテック錠，インタビューフォーム（2020年11月改訂，第18版）

18 異なる鎮痛薬を配合するのはなぜ？

▼トラムセット®錠の添付文書

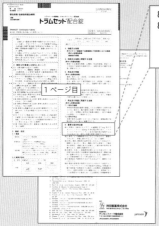

1ページ目

8. 重要な基本的注意
8.1 本剤は，1錠中にトラマドール塩酸塩（37.5mg）及びアセトアミノフェン（325mg）を含む配合剤であり，トラマドールとアセトアミノフェン双方の副作用が発現するおそれがあるため，適切に本剤の使用を検討すること。

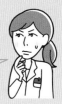

2剤の併用って
どのような意味があるの？
副作用もそれぞれありそう
だし……。

〔持田製薬株式会社：トラムセット配合錠，添付文書（2019年7月改訂，第2版）より〕

2つの異なる鎮痛薬

　トラムセット®（トラマドール・アセトアミノフェン配合剤）は，作用機序の異なる2つの鎮痛薬の配合により，鎮痛作用が相乗的に増強される。

　痛みの刺激は，一次感覚神経により脊髄後角に入力され，疼痛伝導系により上行して視床に到達し，さらに大脳皮質に伝えられ痛みとして認知される（痛みの伝達）。一方，下行性痛覚抑制系は，視床下部から中脳，延髄を経て脊髄後角に至り，神経終末からセロトニンまたはノルアドレナリンを遊離して疼痛伝導系を抑制する（痛みの抑制）。トラムセット®に配合されている非麻薬性オピオイド鎮痛薬のトラマドールに

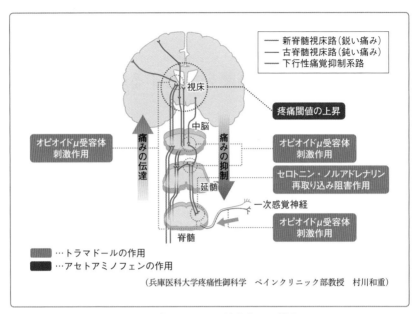

図1 トラムドールとアセトアミノフェンの鎮痛作用の機序

〔持田製薬株式会社：トラムセット®配合錠の作用機序（http://www.mochida.co.jp/dis/medicaldomain/circulatory/
tramcet/info/mechanism.html）より〕

は，オピオイドμ受容体刺激作用とセロトニンおよびノルアドレナリン
再取り込み阻害作用があり，疼痛抑制系の増強と疼痛伝導系の抑制によ
り鎮痛作用を現す（**図1**）。また，解熱鎮痛薬のアセトアミノフェンは，
視床に作用して疼痛閾値を上昇させ，痛みの刺激を伝わりにくくする。
一般的に作用機序の異なる薬物は相乗作用を示すことがある。トラム
ドールとアセトアミノフェンを併用すると鎮痛作用が相乗的に増強する
ことが，動物実験で示されている[1]。

▨ トラマドールの副作用[2]

トラムセット®には，悪心・嘔吐，便秘などの消化器症状や眠気など
の副作用が，高頻度に認められる（**表1**）。これらの副作用は，トラム
セット®の投与開始初期に多く発現するが，時間の経過にしたがい減少
する傾向が認められる。また，これらの副作用は，配合されているトラ
マドールによるオピオイド鎮痛薬に共通の薬理作用である。

表1　時期別有害事象発現割合

	1週	2週	3～4週	5～12週	13～24週	25～36週	37～48週	49週～
被験者数	190	172	166	151	128	112	101	96
悪心 [発現例数(%)]	79 (41.6)	5 (2.9)	10 (6.0)	14 (9.3)	8 (6.3)	4 (3.6)	7 (6.9)	1 (1.0)
嘔吐 [発現例数(%)]	57 (30.0)	5 (2.9)	7 (4.2)	7 (4.6)	6 (4.7)	4 (3.6)	4 (4.0)	0
便秘 [発現例数(%)]	41 (21.6)	8 (4.7)	2 (1.2)	8 (5.3)	9 (7.0)	5 (4.5)	7 (6.9)	1 (1.0)

	1週	2週	3～4週	5～12週	13～24週	25～36週	37～48週	49週～
被験者数	190	172	166	151	128	112	101	96
傾眠 [発現例数(%)]	35 (18.4)	3 (1.7)	1 (0.6)	0	1 (0.8)	0	0	0
浮動性めまい [発現例数(%)]	35 (18.4)	4 (2.3)	3 (1.8)	8 (5.3)	4 (3.1)	2 (1.8)	0	1 (1.0)

〔持田製薬株式会社：トラムセット配合錠，インタビューフォーム（2020年5月改訂，第9版）より〕

1. 悪心・嘔吐

　トラマドールは，延髄の化学受容器引金帯（chemoreceptor trigger zone；CTZ）近傍のオピオイドμ受容体を刺激し，ドパミンを遊離する。これがドパミンD_2受容体を介して嘔吐中枢を刺激し，悪心・嘔吐が引き起こされる。また，トラマドールにより内耳前庭のオピオイドμ受容体が刺激されるとヒスタミンが遊離され，これもヒスタミンH_1受容体を介して嘔吐中枢を刺激する。したがって，トラムセット®による悪心・嘔吐には，制吐薬としてのD_2受容体遮断薬やH_1受容体遮断薬が有効であると考えられる。

2. 便秘

　トラマドールは，消化管のオピオイドμ受容体を刺激し，アセチルコリンの遊離を抑制する。これにより腸管の運動と分泌が抑制され，腸管内の水分が減少して便が硬くなるため便秘を来すことがある。トラムセット®による便秘には，大腸を刺激して運動を促進する大腸刺激性下剤や腸管内の水分を増やす浸透圧性下剤などが用いられる。

3. 眠気

　トラマドールなどのオピオイドは，中枢抑制作用により眠気や浮動性めまいを引き起こすことがある。オピオイドによる眠気の多くは投与開始時や増量時に発現し，投与量が多くなるにつれて強くなる傾向がある。そのため，トラムセット®を投与中の患者には，自動車の運転等危険を伴う機械の操作に従事しないよう指導する。

▨ アセトアミノフェンの副作用

　トラムセット®に配合されるアセトアミノフェンは，肝障害を引き起こすことがあるため，トラムセット®を長期に服用する場合や，他のアセトアミノフェンを含む薬剤と併用する場合には注意が必要である。また，アセトアミノフェンには，間質性肺炎の副作用があるため，トラムセット®を服用中は観察を十分に行い，異常が認められた場合は投与の中止など適切な処置を行う必要がある。

アセトアミノフェンは昔から使用されており，NSAIDsと異なる使われ方をします。その作用機序はいまだに明確ではなく，不思議な薬ですよネ。

▶▶文 献
1) Tallarida RJ, et al：Testing for synergism over a range of fixed ratio drug combinations：replacing the isobologram. Life Sci, 58：PL 23-28, 1996
2) 持田製薬株式会社：トラムセット配合錠, インタビューフォーム（2020年5月改訂, 第9版）

19 アシクロビルがプロドラッグ化されたのはなぜ？

▼バラシクロビル粒状錠500mgの添付文書

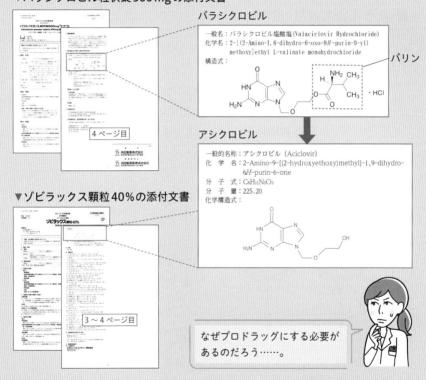

バラシクロビル

一般名：バラシクロビル塩酸塩（Valaciclovir Hydrochloride）
化学名：2-[(2-Amino-1,6-dihydro-6-oxo-9H-purin-9-yl)methoxy]ethyl L-valinate monohydrochloride

バリン

アシクロビル

一般的名称：アシクロビル（Aciclovir）
化　学　名：2-Amino-9-[(2-hydroxyethoxy)methyl]-1,9-dihydro-6H-purin-6-one
分　子　式：$C_8H_{11}N_5O_3$
分　子　量：225.20
化学構造式：

▼ゾビラックス顆粒40%の添付文書

なぜプロドラッグにする必要があるのだろう……。

［持田製薬株式会社：バラシクロビル粒状錠500mg「モチダ」．添付文書（2020年3月改訂，第8版）／グラクソ・スミスクライン株式会社：ゾビラックス顆粒40%．添付文書（2020年12月改訂，第1版）より］

バラシクロビルは腸管での吸収性を高めたプロドラッグ

　小腸には，ジペプチドやトリペプチドを吸収するペプチドトランスポーター（PEPT1）が，分布しており，これはペプチドと似た構造をも

つ化合物の吸収にも関与している。アシクロビルは，PEPT1を介して吸収されないため経口投与しても，その腸管吸収率は20％程度である。一方，バラシクロビルは，アシクロビルをアミノ酸の一種であるバリンとエステル結合させたプロドラッグであり，PEPT1で認識される構造を有するため，これを介して吸収され，腸管吸収率は70％程度と高くなる。吸収され血中に移行したバラシクロビルは，主に肝臓で加水分解されてバリンが外れ，アシクロビルとして抗ウイルス作用を発現する。

▨ 抗ウイルス作用の機序

バラシクロビルは，服用後，速やかに消化管吸収され，主に肝臓で代謝されてアシクロビルとなる（**図1**）。アシクロビルが，単純ヘルペスウイルス（herpes simplex virus；HSV）や水痘・帯状疱疹ウイルス（varicella-zoster virus；VZV）に感染した細胞に取り込まれると，ウイルス由来のチミジンリン酸化酵素によりリン酸化されアシクロビル一リン酸とな

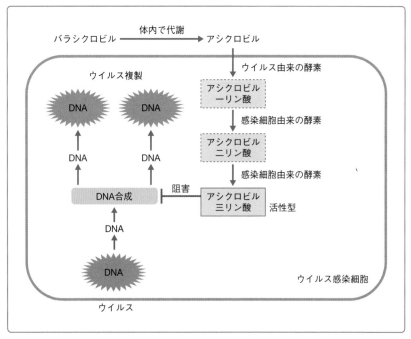

図1 バラシクロビルの抗ウイルス作用の機序

り，さらに感染細胞（宿主）由来のリン酸化酵素によりリン酸化され，アシクロビル三リン酸（活性型）となる。このアシクロビル三リン酸は，DNA合成酵素を阻害するとともに，ウイルスのDNAに取り込まれ，DNA鎖の伸長を停止する。これにより，DNA合成が阻害され，ウイルスの複製が阻止される。一方，ウイルスに感染していない細胞では，ウイルス由来のチミジンリン酸化酵素がないため，アシクロビルの活性化とそれによる細胞のDNA合成の阻害は起こらない。したがって，非感染細胞に対する毒性は低い（選択毒性）。

バラシクロビルと腎機能

　バラシクロビルは，腎臓の働きが弱っている患者には，用法・用量の調節が必要となる。

　バラシクロビルの代謝物であるアシクロビルは，主に腎臓から排泄される。腎機能正常者の血中消失半減期は2～3時間であるが，腎機能の低下している患者や高齢者，透析患者では，排泄が遅延し血中濃度が上昇するため，精神神経系の副作用（アシクロビル脳症）が現れることがある。また副作用の症状は，意識障害，興奮，振戦，錯乱，幻覚，ミオ

表1　腎機能によるバラシクロビルの投与量および投与間隔の目安

	クレアチニンクリアランス（mL/min）			
	≧50	30～49	10～29	＜10
単純疱疹/造血幹細胞移植における単純ヘルペスウイルス感染症（単純疱疹）の発症抑制	500mgを12時間毎	500mgを12時間毎	500mgを24時間毎	500mgを24時間毎
帯状疱疹/水痘	1,000mgを8時間毎	1,000mgを12時間毎	1,000mgを24時間毎	500mgを24時間毎
性器ヘルペスの再発抑制	500mgを24時間毎なお，HIV感染症の患者（CD4リンパ球数100/mm³以上）には，500mgを12時間毎	500mgを24時間毎なお，HIV感染症の患者（CD4リンパ球数100/mm³以上）には，500mgを12時間毎	250mgを24時間毎なお，HIV感染症の患者（CD4リンパ球数100/mm³以上）には，500mgを24時間毎	250mgを24時間毎なお，HIV感染症の患者（CD4リンパ球数100/mm³以上）には，500mgを24時間毎

〔持田製薬株式会社：バラシクロビル粒状錠「モチダ」，インタビューフォーム（2020年6月改訂，第6版）より〕

クローヌスなどさまざまで、重篤な場合には昏睡や死に至ることもあり、透析患者では特に注意が必要とされている。したがって、腎機能障害のある患者では、バラシクロビルの投与量を減らす、投与間隔を延長するなど、用法・用量の調節が必要である。

　バラシクロビルの投与量および投与間隔は、患者のクレアチニンクリアランスを指標とした腎機能に応じて、疾患別に目安が設けられている（表1）[1]。さらに、血液透析を受けている患者には、患者の腎機能、体重および臨床症状に応じて、クレアチニンクリアランス10 mL/分 未満の目安よりさらに減量（250 mgを24時間ごと など）を考慮することとされている。

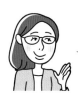

バラシクロビルと同様に、ACE阻害薬などエステル結合によりプロドラッグ化している製剤はたくさんあります。これらの薬剤を塩基性の薬物と一緒に粉砕して混合しておくとエステル結合が外れて吸収する前に活性型になってしまう可能性が考えられます。粉砕・混合する際には注意が必要です。

▶▶ 文 献

1) 持田製薬株式会社：バラシクロビル粒状錠「モチダ」. インタビューフォーム（2020年6月改訂, 第6版）

20 マクサルトRPD®錠は，痛みが起きてからの服用でなければ効果がないのはなぜ？

▼マクサルトRPD®錠の患者さん向け資材

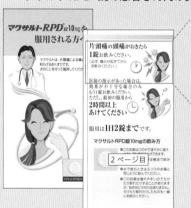

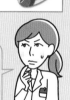

［エーザイ株式会社：マクサルトRPD®錠10mgを服用される方へ より］

片頭痛のメカニズムとトリプタン系薬の薬理作用

　片頭痛の原因として「三叉神経血管説」が有力である。頭蓋内の血管周囲に分布している三叉神経から，何らかの刺激により血管拡張性ペプチド（サブスタンスP，カルシトニン遺伝子関連ペプチドなど）が遊離されると，血管拡張や血管透過性の亢進により無菌性の炎症（神経原性炎症）が引き起こされる（**図1**）。この刺激が，三叉神経を介して大脳皮質に伝わり（順行性伝導）痛みとして感じられる。また，この刺激は，末梢の三叉神経にも伝わり（逆行性伝導）血管拡張性ペプチドの更なる遊離を助長する。

　マクサルト（リザトリプタン安息香酸塩）は，頭蓋内の血管に存在するセロトニン5-HT_{1B}受容体を刺激して拡張した血管を収縮させ，さら

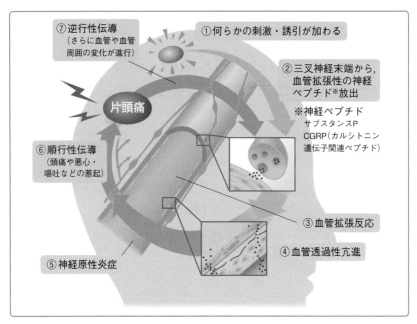

図1　片頭痛が引き起こされる機序
［エーザイ株式会社：片頭痛の病態と誘発因子　片頭痛の病態とセロトニンの異常関与［片頭痛発作時］より］

に，三叉神経に存在するセロトニン5-HT$_{1D}$受容体を刺激して血管拡張性ペプチドの遊離を抑制することにより片頭痛を改善する。

■ リザトリプタン服用のタイミング

　片頭痛は，頭の片側に脈打つような激しい痛みに加え，悪心・嘔吐を伴ったり，音・光・においに過敏となったり，体を動かすと痛みが悪化したりといった症状を有する反復発作性の疾患である。また，片頭痛の発作の予兆や前兆がある場合がある。

　リザトリプタンなどのトリプタン系薬を片頭痛が起きた早期に服用すると，2時間以内に頭痛が消失した患者の割合は88％であり，満足度も77％であったと報告されている[1]。一方，服用のタイミングが遅れ，頭蓋内の血管周囲に炎症が進み，痛みが激しくなってから服用した時の有効性は23％と低く，満足度も29％に低下した。また，前兆のある片頭痛の場合，前兆のある時点での服用は，前兆期を遷延させるため，服用

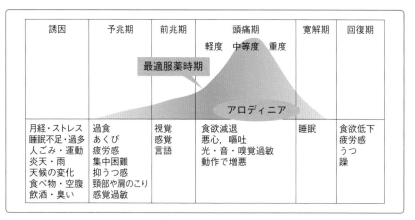

誘因	予兆期	前兆期	頭痛期			寛解期	回復期
			軽度 中等度 重度				
月経・ストレス 睡眠不足・過多 人ごみ・運動 炎天・雨 天候の変化 食べ物・空腹 飲酒・臭い	過食 あくび 疲労感 集中困難 抑うつ感 頸部や肩のこり 感覚過敏	視覚 感覚 言語	食欲減退 悪心，嘔吐 光・音・嗅覚過敏 動作で増悪			睡眠	食欲低下 疲労感 うつ 躁

図2　片頭痛の症状経過とトリプタン製剤の最適服用時期

〔立岡良久：医学のあゆみ，243：1129-1134，2012より〕

時期は早すぎてもよくない（**図2**）[2]。

　マクサルト RPD® 錠10mgは，水なしで唾液だけで服用できるため，外出時などの頭痛発作への対応が容易である。また，薬物動態において最高血中濃度到達時間（maximum drug concentration time；Tmax）は，約1時間であり，速やかな頭痛改善あるいは消失が得られる。また，片頭痛発作に対するリザトリプタンの有効性は，セロトニン5-$HT_{1B/1D}$受容体への高い親和性と相まって，高い生物学的利用率（約45％）と低い血漿タンパク結合率（約14％）によっても裏付けられる[3]。

片頭痛治療薬の服薬のタイミングは重要です。患者さんとよく話し合ったうえで，最適なタイミングを一緒に見つけていきましょう。

▶▶ 文 献

1) 立岡良久：薬剤の臨床 片頭痛患者への服薬指導の重要性—トリプタン製剤服用の最適化を目指して—．診断と治療，93：1859-1865，2005
2) 立岡良久：トリプタンの使い方：トリプタンの有効性・患者満足度をアップさせるためのコツ．医学のあゆみ，243：1129-1134，2012
3) 池本文彦，他：新規トリプタン，安息香酸リザトリプタン（マクサルト）の片頭痛治療への導入．日本薬理学雑誌，123：295-302，2004

21 肝硬変患者は分岐鎖アミノ酸(BCAA)が不足してしまうのはなぜ？

▼リーバクト®配合顆粒の患者さん向け資材

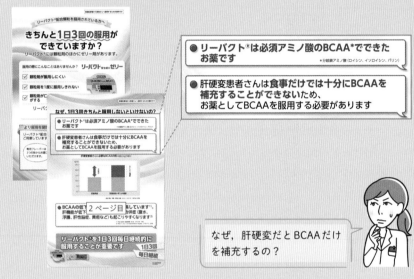

[EAファーマ株式会社：リーバクト®配合顆粒を服用されている方へより]

肝硬変患者は食事がとれていても BCAA 不足？

リーバクト®（イソロイシン・ロイシン・バリン）は，分岐鎖アミノ酸（branched-chain amino acids；BCAA）を補充してフィッシャー比（BCAA/AAA）を是正し，アルブミンの合成を促進する（図1）。

非代償性肝硬変では，肝臓でのアルブミン合成が低下するため，低アルブミン血症による膠質浸透圧の低下により血中の水分が組織に浸出し，浮腫や腹水を引き起こす。また，肝臓でのアンモニア（NH_3）から尿素への変換（無毒化）が低下するため，血中 NH_3 値が上昇し，肝性脳

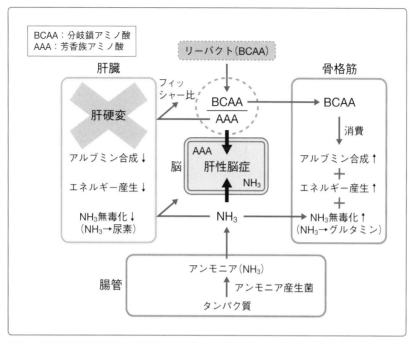

図1 非代償性肝硬変による低アルブミン血症をリーバクト®が改善する機序

症（意識障害，異常行動，羽ばたき振戦など）の原因となる。一方，骨格筋では，筋タンパク質が分解され分岐鎖アミノ酸（BCAA）と芳香族アミノ酸（aromatic amino acids；AAA）が生成する。BCAAは骨格筋でアルブミン合成やNH_3の無毒化などに消費され低下するが，AAAは肝臓での代謝が抑制されるため増加する。これによりフィッシャー比が低下する。このように肝硬変が進行すると，食事の摂取量が十分でも，筋肉での消費が増えるためBCAAは不足する。

　リーバクト®は，BCAAを補充することにより，食事摂取量が十分にもかかわらず低アルブミン血症を呈する非代償性肝硬変（血清アルブミン値が3.5g/dL以下の低アルブミン血症を呈し，腹水・浮腫または肝性脳症を現有するかその既往のある）患者の症状を改善する。

▨ リーバクト®の臨床効果 [1), 2)]

　非代償性肝硬変患者を対象とした6カ月間の一般臨床試験において，

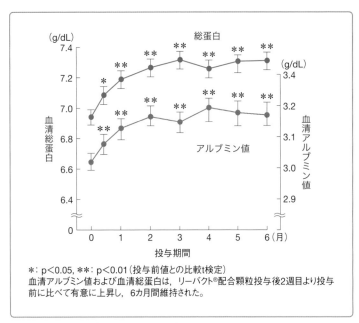

*：p<0.05, **：p<0.01（投与前値との比較t検定）
血清アルブミン値および血清総蛋白は，リーバクト®配合顆粒投与後2週目より投与前に比べて有意に上昇し，6カ月間維持された。

図2　リーバクト®による低アルブミン血症の改善

〔EAファーマ株式会社：リーバクト，インタビューフォーム（2016年4月改訂，第10版）〕

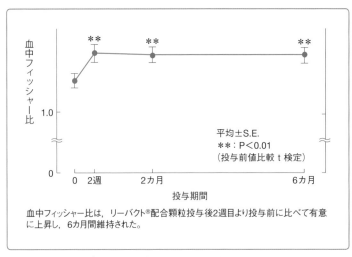

血中フィッシャー比は，リーバクト®配合顆粒投与後2週目より投与前に比べて有意に上昇し，6カ月間維持された。

図3　リーバクト®による血中フィッシャー比の上昇

〔EAファーマ株式会社：リーバクト，インタビューフォーム（2016年4月改訂，第10版）〕

低アルブミン血症と血中フィッシャー比の改善（**図2**，**図3**），栄養指標（血清総蛋白，トランスフェリン，体重）の改善および全身倦怠感，易疲労感の改善が2週〜2カ月の間に認められ，さらに，5カ月以降では腹水の改善が認められた[1]。自他覚症状，栄養状態，精神神経症状，QOL，安全度を総合したリーバクト®配合顆粒の有用率は51.2%（104例/203例）であった[2]。

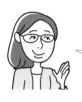

普段は穏やかで静かな患者さんが急にベッドの上で仁王立ちになり，大きな声を上げるのを見て，肝性脳症の恐ろしさを知りました。常に患者さんのアドヒアランスを注視することが重要です。

▶▶ 文 献
1) EAファーマ株式会社：リーバクト，インタビューフォーム（2016年4月改訂，第10版）
2) 武藤泰敏，他：BCAA-G（分岐鎖アミノ酸顆粒）の一般臨床試験：JJPEN，11，1119-1134，1989

22　プレガバリンはすぐには効かないのはなぜ？

▼リリカ®の患者さん向け資材

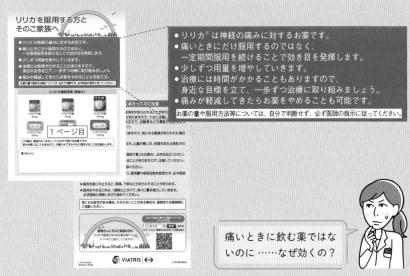

[ヴィアトリス製薬株式会社／エーザイ株式会社：リリカ®を服用する方とそのご家族へより]

痛みの伝達

　痛みは，その機序や性質により侵害受容性疼痛，神経障害性疼痛および心因性疼痛に分類される。侵害受容性疼痛では，組織の損傷や炎症により放出された発痛物質が侵害受容器を刺激し，この刺激が末梢および中枢の神経細胞によって最終的に大脳皮質に伝えられ，痛みとして認知される。一方，神経障害性疼痛は，痛みの伝導路である末梢あるいは中枢の神経に損傷（切断，圧迫，炎症，変性）が加わり，神経の働きが異常（過剰興奮）を来して発現する。このとき，シナプス前の神経細胞終

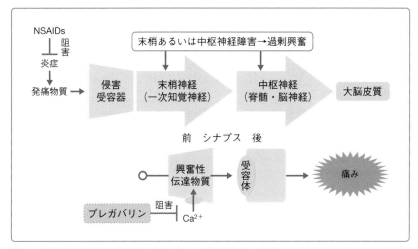

図1　神経障害性疼痛とプレガバリンの鎮痛作用の機序

末では，電位依存性Ca^{2+}チャネルを介してCa^{2+}イオンが流入し，興奮性神経伝達物質（グルタミン酸など）が過剰に遊離されている。遊離された伝達物質は，シナプス後の神経細胞の受容体を刺激して興奮させ，それが痛みとして伝えられる。

　リリカ®（プレガバリン）は，神経終末にある電位依存性Ca^{2+}チャネルの$\alpha 2\delta$サブユニットに結合してCa^{2+}流入を抑制し，伝達物質の遊離を減らして神経の過剰興奮を鎮めることにより鎮痛作用を現す（**図1**）。

▨ 痛いときに飲む薬ではない

　プレガバリンは，少しずつ用量を増やしていき一定期間服用を続けることで効き目を発揮する。服用は，少なめの用量から飲みはじめ，1週間以上かけて徐々に増やしていく。そのため効き目が現れるまでに時間がかかることがある。プレガバリンは，痛いときにだけ服用する薬剤ではなく，一定期間服用を続けることで効き目を発揮するので，効き目が現れるまで医師の指示どおり服用することが必要である。自己判断で服用を中止したり，用量や回数を変更したりしないよう患者に伝える。

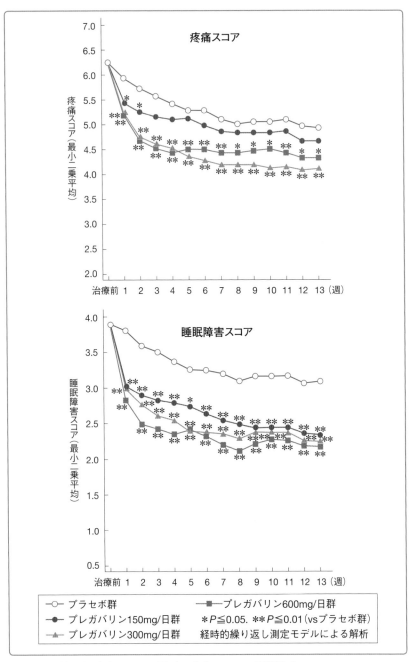

図2 国内第Ⅲ相試験における週別の疼痛スコア・睡眠障害スコア

> **リリカ®服用にあたってのご注意**
>
> - このお薬は、めまいや眠気、意識消失があらわれることがあります。
>   - 特に高齢の方は、転倒の危険がありますので、十分に注意してください。
>   - 服用中は事故の危険がありますので、<u>自動車などの運転や危険を伴う機械の操作をしないでください。</u>
> - 人により体重が増えることがありますので、気になる徴候があらわれた場合には、ご相談ください。
> - 腎臓が悪い方、透析をうけている方、心臓が悪い方、妊娠中または授乳中の方は、必ずご相談ください。
> - ほかにお薬を服用している場合（薬局で買ったお薬も）、必ずお伝えください。
> - アルコールはお薬の作用を強めることがありますので、注意してください。
> - 誤って多く服用した場合はご相談ください。
> - ご自分の判断で服用を中止したり、服用量や服用回数を変更せず、必ず医師にご相談ください。
> - 服用を急に中止すると、頭痛、下痢などがあらわれることがあります。

図3　リリカ®服用中の注意事項

〔ヴィアトリス製薬株式会社/エーザイ株式会社：リリカを服用する方とそのご家族へより〕

▨ 効果が現れはじめる時期[1]

　帯状疱疹の皮疹消褪後に3カ月以上痛みが持続している帯状疱疹後神経痛患者を対象にした国内第Ⅲ相試験において、週別の疼痛スコアおよび疼痛による睡眠障害のスコアは、すべてのプレガバリン群（150～600mg/日）で、服用後第1週からプラセボ群に比べて有意に改善した（図2）。このことから、プレガバリンの鎮痛効果は、服用後1週間以上で認められる。

> 冒頭の患者さん向け資材の裏面には、リリカ®服用にあたっての注意事項が記載されています。めまいや眠気、意識消失が現れることもあるようなので、自動車の運転や機械操作、高齢者では転倒など、注意していただくよう指導することも大切です（図3）。

▶▶ **文　献**

1) 越智靖夫，他：プレガバリン（リリカ®カプセル 25mg・75mg・150mg）の薬理学的特徴および臨床試験成績．日本薬理学雑誌，136：165-174，2010

23 フロリードゲルと内服薬の併用に注意が必要なのはなぜ？

▼フロリードゲル経口用2%の患者さん向け資材

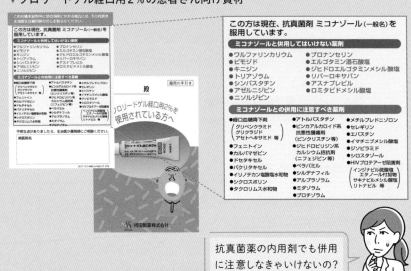

この方は現在、抗真菌剤 ミコナゾール（一般名）を服用しています。

ミコナゾールと併用してはいけない薬剤

- ●ワルファリンカリウム
- ●ピモジド
- ●キニジン
- ●トリアゾラム
- ●シンバスタチン
- ●アゼルニジピン
- ●ニソルジピン
- ●ブロナンセリン
- ●エルゴタミン酒石酸塩
- ●ジヒドロエルゴタミンメシル酸塩
- ●リバーロキサバン
- ●アスナプレビル
- ●ロミタピドメシル酸塩

ミコナゾールとの併用に注意すべき薬剤

- ●経口血糖降下剤（グリベンクラミド グリクラジド アセトヘキサミド 等）
- ●フェニトイン
- ●カルバマゼピン
- ●ドセタキセル
- ●パクリタキセル
- ●イリノテカン塩酸塩水和物
- ●シクロスポリン
- ●タクロリムス水和物
- ●アトルバスタチン
- ●ビンカアルカロイド系抗悪性腫瘍剤（ビンクリスチン等）
- ●ジヒドロピリジン系カルシウム拮抗剤（ニフェジピン等）
- ●ベラパミル
- ●シルデナフィル
- ●アルプラゾラム
- ●ミダゾラム
- ●ブロチゾラム
- ●メチルプレドニゾロン
- ●セレギリン
- ●エバスチン
- ●イマチニブメシル酸塩
- ●ジソピラミド
- ●シロスタゾール
- ●HIVプロテアーゼ阻害剤（インジナビル硫酸塩エタノール付加物 サキナビルメシル酸塩 リトナビル 等）

持田製薬株式会社

抗真菌薬の内用剤でも併用に注意しなきゃいけないの？しかも沢山ある……

[持田製薬株式会社：フロリードゲル経口用2%を使用されている方へより]

内用剤でも併用薬に注意！

　フロリードゲル（ミコナゾール）は，真菌のシトクロムP450（CYP）のCYP51を阻害して細胞膜の機能を障害するが，肝臓のCYP2C9も阻害してワルファリンの代謝を抑制する（**図1**）。

　カンジダなどの真菌細胞膜は，リン脂質，タンパク質およびエルゴステロールなどで構成されている。真菌のエルゴステロールは，アセチルCoAからラノステロールのC-14脱メチル化を経て生合成されるが，こ

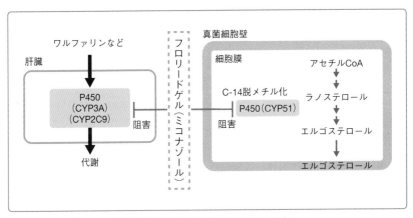

図1　ミコナゾールによる真菌細胞膜機能障害とCYP阻害

の脱メチル化酵素がCYP51である[1]。ミコナゾールは，真菌のCYP51を阻害してエルゴステロールの合成を抑制し，細胞膜の機能障害により抗菌作用を現す。一方，ミコナゾールは，肝臓の薬物代謝酵素であるP450分子種のCYP3AやCYP2C9も阻害するので，これらの酵素で代謝される薬物の血中濃度が上昇する。そのため，現在，13種類の薬剤が併用禁忌とされている[2]。抗凝固薬のワルファリンは，主に肝臓のCYP2C9で代謝されるので，ミコナゾールと併用すると作用が増強し，重篤な出血あるいは著しいINR上昇が出現することがあるため併用禁忌となっている。

口腔内に含んだ後は吐き出してもいいの？

　ミコナゾールは口腔カンジダ症の用法において，「口腔内にできるだけ長く含んだ後，嚥下する」とされている。しかし，本剤には特有の甘みがあるため，「甘くて飲めない」などの訴えによりコンプライアンス不良となるケースがある。これを改善するため，フロリードゲルを「口腔内に5〜15分間含んだ後，吐き出す」方法が検討され，「嚥下法」と「吐き出し法」で総合的な臨床効果に違いがないとの報告もある[3]。ただし，ミコナゾールは内用剤であり，口に含んだ後吐き出す使い方については承認外の使用方法となる。

▨ 1時間は飲食をしない

　通常，成人にはミコナゾールとして1日200〜400 mg（ミコナゾール
ゲル10〜20 g）を4回（毎食後および就寝前）に分け，口腔内にまんべ
んなく塗布する。なお，病巣が広範囲に存在する場合には口腔内にできる
るだけ長く含んだ後嚥下する。

　ミコナゾールはグリセリンを基剤としたゲル状のため，口腔および食
道の粘膜に粘着・滞留して病巣部に直接作用する。水と一緒に服用する
と病巣部への粘着が妨げられ，十分な効果が期待できない。また，服用
後すぐにうがいや歯磨き，飲食をすると，病巣部からゲルが流れ落ち，
効果が減弱すると考えられる。そのため，服用後は少なくとも1時間は
うがいや歯磨き，飲食をしないよう指導する。

▶▶ 文 献
1) 吉田雄三：ステロール14脱メチル化P450（CYP51）に関する最近の話題．日本農芸
化学会誌，73：1026-1029，1999
2) 持田製薬株式会社：フロリードゲル経口用2%．インタビューフォーム（2020年12月
改訂，第7版）
3) 田中久夫：口腔真菌症に対するフロリードゲル経口用の使用経験─嚥下法と吐き出
し法の比較．Progress in Medicine，17：1442-1446，1997

24 アカルボース（α GI薬）でお腹が張ったり，おならの回数が増えたりするのはなぜ？

▼グルコバイ®OD錠の添付文書

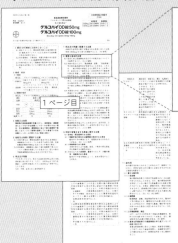

1ページ目

8.　重要な基本的注意
8.1　患者に対し低血糖症状及びその対処方法について十分説明すること。[11.1.1 参照]
8.2　本剤の投与により，「腹部膨満・鼓腸」，「放屁増加」等の消化器系副作用が発現することがある。これらは，一般に時間の経過とともに消失することが多いが，症状に応じて減量あるいは消化管内ガス駆除剤の併用を考慮し，高度で耐えられない場合は投与を中止すること。[11.1.2 参照]

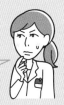

αGI薬でお腹が張るという訴えはよく聞きます。どうすれば軽減できるのだろう……。

［バイエル薬品株式会社：グルコバイ OD錠，添付文書（2019年11月改訂，第1版）より］

░ アカルボースによる腹部膨満および放屁増加の関係

　アカルボース（グルコバイ®OD錠）は，膵液と唾液中のα-アミラーゼおよび小腸粘膜微絨毛膜に存在するα-グルコシダーゼの働きを阻害することにより，単糖類を除く各種糖質の消化・吸収を遅延させ，食後血糖の上昇を抑制する（図1）。アカルボースは，食直前に服用することで糖質と混合され，消化管内に同時に移動することで効果が得られる。食直前以外の服用方法では効果が減弱する。また，低血糖のリスクは少なく，食後高血糖を是正する場合や，血糖上昇が穏やかな新規発症者の場合にも有用である。α-グルコシダーゼ阻害作用による主な副作

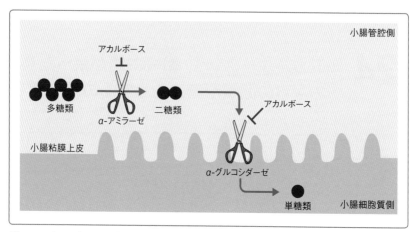

図1　アカルボースの作用機序

用は，放屁増加，腹部膨満感，下痢などの消化器症状である。これらの副作用は，小腸で未消化・未吸収の各種糖質（単糖類を除く）が，大腸に到達することで細菌発酵が亢進するためであると考えられている。アカルボースを服用中の患者への注意点として，冷や汗や手指振戦，顔面蒼白などの低血糖症状がみられた場合，飴などに含有されている二糖類では血糖上昇に時間がかかるため，ブドウ糖（単糖類）を摂取するよう指導する。

▓ アカルボースによる放屁増加はいつまで続く？

　アカルボースを服用後，前述のように放屁増加および腹部膨満感，下痢などの消化器症状が高頻度でみられる。また，その症状は時間の経過とともに改善することが多いといわれている[1]。

　アカルボースを初めて服用する患者には，放屁消失の時期をおおよそではあるが指導することができる。α-グルコシダーゼ阻害薬（αGI薬）を内服したことがなく，初めてアカルボースを服用（150mgより投与を開始し，忍容性によって300mgまで増量）した糖尿病入院患者48名（男性37名，女性11名）の放屁増加は，平均12.8日で消失したことが報告されている[1]（図2）。ただ，放屁の増加は，薬物治療の継続の妨げとなる可能性があり，日常生活に支障を来すことがある。生活指導としては，イモ類や豆類などの食物繊維の多い食品，乳製品の過剰摂取，

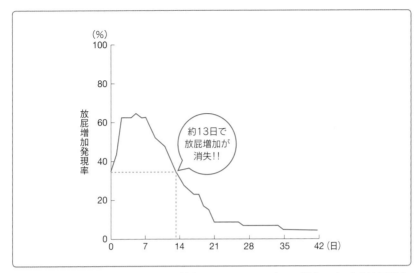

図2　糖尿病教育入院患者48例を対象としたアカルボース投与における放屁増加発現率

※縦軸は放屁増加の発現率，横軸はアカルボース服用日数。

〔バイエル薬品株式会社：グルコバイ錠，インタビューフォーム（2019年11月，第6版）より一部改変〕

ビールや炭酸飲料の摂取を控えるよう指導する。また，BMIが28を超える肥満者は，アカルボースの内服により高頻度に放屁増加が認められたとの報告もある[2]。BMIを正常値に近づける（肥満者の場合は減らす）ことで放屁の減少が期待できると考えられる。

このようにアカルボースを服用する患者に対しては，食生活および体格など日常生活に配慮した指導が効果的である。

初めて服用する患者さんは，どうしても腹部膨満感や放屁増加が起こりやすいので，生活指導をあわせて行うようにしましょう。

▶▶文 献
1) バイエル薬品株式会社：グルコバイ錠，インタビューフォーム（2019年11月，第6版）2019年11月改訂　第6版あり
2) 大井　一弥，他：アカルボースによる放屁増加の副作用モニタリング．医療薬学，29：375-378，2003

25 DPP-4阻害薬は食事の前後を気にせず服用できるのはなぜ？

▼エクア®錠の患者さん向け資材

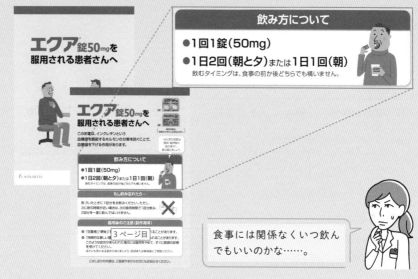

〔ノバルティスファーマ株式会社：エクア®錠50mgを服用される患者さんへより〕

DPP-4阻害薬と食事の関係性

　小腸のL細胞のプログルカゴン遺伝子から分泌されるグルカゴン様ペプチド-1（glucagon-like peptide-1：GLP-1）は，インクレチンの一種であり，食事により消化管から分泌される。そしてグルコース濃度依存的に分泌されたGLP-1は，膵β細胞のインスリン分泌を促す。一方で，膵α細胞からの過剰なグルカゴン分泌を抑制する。また，GLP-1は，胃内容排出速度遅延作用，および摂食中枢抑制作用を有しており，食欲を抑制する働きがある。

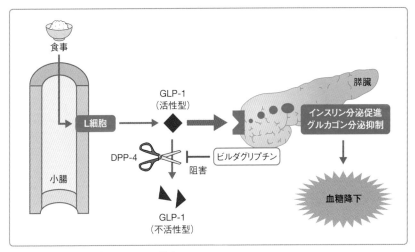

図1　ビルダグリプチンの作用機序

〔ノバルティスファーマ株式会社：エクア錠 インタビューフォーム（2020年12月改訂（改訂第18版）を参考に作成〕

　　ビルダグリプチンは，血中のdipeptidyl peptidase-4（DPP-4）酵素の不活性化を抑制し，GLP-1の活性半減期を延長させ，インスリン分泌を促進するDPP-4阻害薬である（図1）。ただし，インスリン抵抗性糖尿病患者の場合は，筋・脂肪・肝細胞への糖の取り込みが低下しているため，インスリン分泌促進作用を有するビルダグリプチンは不向きとなる。食事による薬物動態に関して，空腹時投与群のC_{max}は，食後投与群と比較してAUCの有意差は認められなかった[1]。このことから，食事の前後どちらに服用してもバイオアベイラビリティに変化はなく，薬効に影響を及ぼさない。DPP-4阻害作用は，グルコース濃度依存的に効果を示す。したがって，ビルダグリプチンは，服用時点に厳密な指示はなく，食前，または食後の服用が可能となっている。

SU薬との併用で低血糖リスクが上昇

　　ビルダグリプチンは，グルコース濃度依存的にインスリン分泌を促進するため，低血糖はほとんど発現しないといわれている。しかし，スルホニル尿素（SU）薬との併用により，グルコース非依存的なインスリン分泌反応が増幅するため，低血糖が発現しやすくなる。

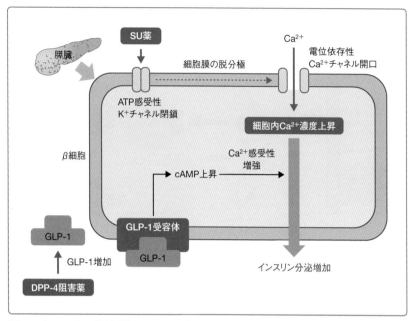

図2　インスリン過剰分泌のメカニズム

〔藤本新平, 他：かわりつつある糖尿病薬物治療の現状 SU薬を見直す. Mebio, 28：68-73, 2011を参考に作成〕

　　インスリン過剰分泌のメカニズムとしては，SU薬がグルコース非依
存的に細胞内のCa^{2+}濃度を増加させることにより，インスリン分泌が
行われる。DPP-4阻害薬と併用することにより，Ca^{2+}濃度の増加に伴う
インスリン分泌が増強される（**図2**)[2]。つまり，2剤を併用することで，
相乗的にインスリン分泌が行われるため，低血糖のリスクが上昇する。

　　低血糖を引き起こす原因として，高齢および腎機能低下，血糖降下薬
の多剤併用が多くみられる。また，不規則な食事量や食事間隔，飲酒に
よる食生活の乱れによっても低血糖を惹起する原因となる。したがっ
て，DPP-4阻害薬およびSU薬を併用している患者に対し，適切な血糖
コントロールおよび腎機能，食生活，運動習慣などを踏まえて，用法・
用量が適切であるかを判断しなければならない。

必ずしも食後に服用しなければならないお薬ではないので，患者の服用しやすいタイミングなどを確認して服薬コンプライアンスを維持・向上させるようにしましょう。

▶▶ 文 献
1) ノバルティスファーマ株式会社：エクア錠 インタビューフォーム（2020年12月改訂，第17版）
2) 藤本新平，他：かわりつつある糖尿病薬物治療の現状SU薬を見直す．Mebio，28：68-73，2011

26 メトホルミンで乳酸アシドーシスに注意しなければならないのはなぜ？

▼エクメット®配合錠の患者さん向け資材

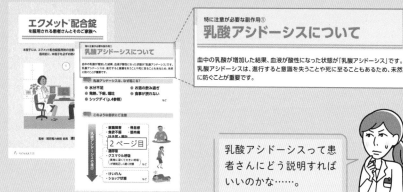

［ノバルティスファーマ株式会社：エクメット®配合錠を服用される患者さんとそのご家族へより］

■ エクメット®配合錠の作用機序

　エクメット®配合錠（ビルダグリプチン・メトホルミン塩酸塩）の主成分であるビルダグリプチンは，インスリン分泌促進系の薬であり，DPP-4を阻害することでインクレチン濃度を上昇させ，インスリン分泌を促進する（図1）。メトホルミンは，インスリン抵抗性を改善する薬であり，AMPキナーゼを活性化させることで，①肝臓での糖新生抑制作用，および②脂肪分解促進作用，③筋内への糖取込み促進作用，④腸管のL細胞への刺激による，GLP-1分泌促進作用によって，血糖降下作用を示す（図1）。

　この薬の副作用として，乳酸アシドーシスがまれではあるが生じることに注意したい。これは，成分のメトホルミンが，乳酸からの糖新生を

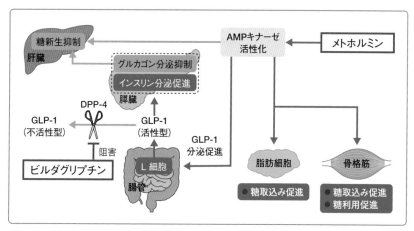

図1　エクメット®配合錠の作用機序

　抑制することで体内に乳酸が蓄積し，血液のpHが酸性に傾くからである。

乳酸アシドーシスの発症メカニズム

　乳酸アシドーシスは，血中に乳酸が増加し，血液のpHが酸性に傾いた状態である。一般的な症状は，強い倦怠感や悪心・嘔吐，下痢，筋肉痛などがあり，重症化すると過呼吸やクスマウル呼吸（深くて大きい呼吸が規則的に続く状態），昏睡状態となる[1]。

　糖尿病の患者では，肝臓での乳酸利用よりも乳酸産生に傾いている。また，ミトコンドリア内のピルビン酸脱水素酵素（pyruvate dehydrogenase；PDH）活性が低下しているため，ピルビン酸の利用が阻害され，乳酸が増加する。さらに，メトホルミンの作用により，嫌気性解糖を促進し，組織内での乳酸産生を促進する[2]。

　乳酸アシドーシスのメカニズムは，①心不全や呼吸器疾患などの低酸素血症を来す病態で嫌気性解糖が促進され，血中乳酸濃度が上昇，②腎機能低下および脱水に伴うメトホルミンの濃度上昇により嫌気性解糖が促進され，血中乳酸濃度が上昇，③過度のアルコール摂取によってNAD^+が消費（アルコール分解にNAD^+消費）され，肝細胞内のNAD^+の不足により乳酸からピルビン酸への変換が抑制されることで，血中乳酸濃度の上昇などの機序が考えられる（図2）。

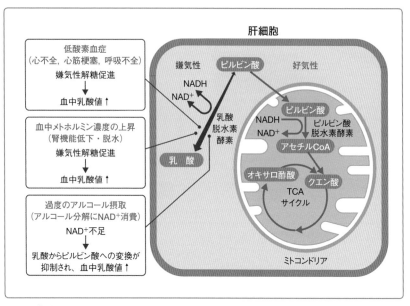

図2　乳酸アシドーシスの発症メカニズム

〔Hirai M, et al：Lactic acidosis. Nippon Rinsho, 60（Suppl 4）：602-605, 2002〕

　乳酸アシドーシスは，75歳以上の高齢者，および腎機能障害患者（透析患者を含む），心血管・肺機能障害，術前術後，肝機能障害などの患者に起こりうる。特に，乳酸アシドーシスを起こしやすい寝たきりの患者や全身状態が悪い患者には注意しておきたい。患者の病態や生活習慣を把握したうえで適切な用法・用量を守るよう指導し，乳酸アシドーシスの発現を防ぐことが重要となる。

患者さんに乳酸アシドーシスにご注意くださいといっても，理解できません。強い倦怠感や悪心・嘔吐，下痢，筋肉痛など，具体的な症状を示して説明するようにしましょう。

▶▶**文 献**
1）ノバルティスファーマ株式会社：エクメット®配合錠，インタビューフォーム（2020年12月改訂，第7版）
2）Hirai M, et al：Lactic acidosis. Nippon Rinsho, 60（Suppl 4）：602-605, 2002

27 SGLT2阻害薬で 尿路感染症に注意するのはなぜ？

▼フォシーガ®錠の患者さん向け資材

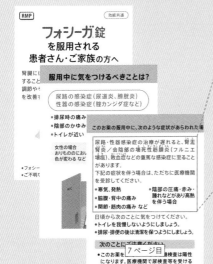

尿路・性器感染症の治療が遅れると、腎盂腎炎／会陰部の壊死性筋膜炎（フルニエ壊疽）、敗血症などの重篤な感染症に至ることがあります。
下記の症状を伴う場合は、ただちに医療機関を受診してください。

● 寒気、発熱
● 脇腹・背中の痛み
● 関節・筋肉の痛み など

● 陰部の圧痛・赤み・腫れなどがあり高熱を伴う場合

SGLT2阻害薬を服用すると尿路感染のリスクが上がるの？

〔小野薬品工業：フォシーガ®錠を服用される患者さん・ご家族の方へより〕

SGLT2阻害薬と尿路感染症

　フォシーガ®（ダパグリフロジン）は近位尿細管において，ナトリウム・グルコース共輸送体2（sodium-glucose co-transporter 2；SGLT2）を選択的に阻害し，尿中グルコースの排泄を促進させるSGLT2阻害薬である（図1）。この作用により，尿中グルコース濃度が上昇するため，尿路感染症に気をつけなければならない。一般的に尿路感染症は，女性は男性よりも尿道が短く，細菌が膀胱に到達しやすいため，女性のほう

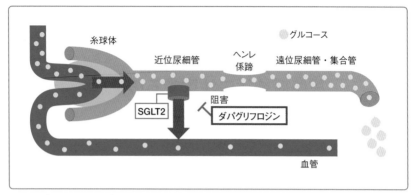

図1　ダパグリフロジンの作用機序

が男性よりも多いとされている。

　一方で，2型糖尿病における尿路感染症（膀胱炎，腎盂腎炎など）の要因として，尿中グルコース濃度上昇による細菌増殖，高血糖による好中球機能の低下，膀胱機能障害などがある。排尿痛や頻尿，残尿感などの膀胱炎を示唆する症状や発熱，背部痛などの急性腎不全を示唆する症状がみられた場合は尿路感染症を疑い，受診するよう指導する。

SGLT2阻害薬による尿路感染症のリスク

　2型糖尿病における尿路感染症の病態は，前述のとおり，尿路上皮への細菌の付着（特に1型線毛を有する大腸菌），およびグルコース濃度が100〜1,000 mg/dLである尿糖，免疫機能障害（好中球の走性化，貪食能，殺菌能の低下），膀胱機能障害（過活動膀胱，蓄尿障害）などのさまざまな要因がある[1), 2)]。

　ダパグリフロジンによる尿路感染症のリスクの程度に関しては，まだ明らかになっていない。ただ，尿路感染症が示唆される，排尿痛や頻尿，残尿感，発熱，背部痛などの訴えがあった場合，受診勧奨を行うべきである。適切な治療を早期に行えば尿路感染症の重症化を避けることができ，患者は安心してダパグリフロジンを服用することが可能となる。また，尿路に菌の滞留を防ぐために，トイレを我慢しないこと，陰部を清潔に保つこと，こまめな水分摂取することを指導する。

尿路感染症のリスクは，ダパグリフロジンだけでなく，そもそも糖尿病にもあることを押さえておきましょう。

▶▶ **文 献**

1) 高池浩子，他：II．SGLT2阻害薬の臨床効果"影の部分"④尿路・性器感染症について．Diabetic Frontier，27：738-742，2016
2) アストラゼネカ株式会社：フォシーガ，インタビューフォーム（2020年11月改訂，第10版）

28 硝酸イソソルビド製剤で頭痛や血圧低下が起こるのはなぜ？

▼ニトロール®錠の添付文書

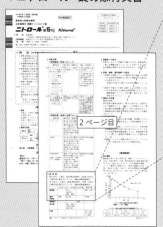

4. 副 作 用
経口投与した場合、総症例 2,083 例中、353 例（16.95%）
の副作用が報告されている。（臨床試験成績集計）
舌下投与した場合、総症例 958 例中、43 例（4.49%）
の副作用が報告されている。（臨床試験成績集計）

	5%以上	0.1〜5%未満	0.1%未満	頻度不明
循環器		めまい、血圧低下、潮紅、動悸		熱感、失神
精神神経系	頭痛	脱力感		不快感

> ニトロール®（硝酸イソソルビド）を使うとなぜ頭痛が起こるんだろう……。

［エーザイ株式会社：ニトロール®錠，添付文書（2014年9月改訂，第10版）より］

硝酸イソソルビドの作用機序

　硝酸イソソルビド製剤（硝酸イソソルビド，一硝酸イソソルビド）を使用中の患者は，まれにではあるが「頭痛」を起すことがある。硝酸イソソルビドは，主に狭心症の治療に用いられる薬剤であり，心筋に酸素や栄養を供給する冠血管を拡張させる作用が知られているが，この血管拡張作用に頭痛を引き起こす原因がある。一般に，硝酸イソソルビドは"一酸化窒素（NO）ドナー"とよばれており，NOを遊離することで血

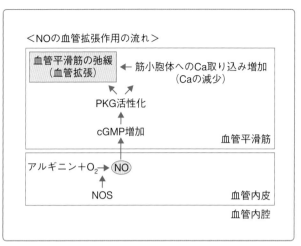

図1　NOの血管弛緩の作用機序

管を拡張させる（図1）。NOは生体内にも存在する物質で，多くは血管内皮細胞においてアルギニンからNO合成酵素によって作られる。NOは電荷をもたないガスなので，そのまま内皮細胞膜や血管平滑筋細胞膜を透過し，血管平滑筋細胞内に移行する。ここでサイクリックGMP産生を介して血管平滑筋の弛緩を引き起こす。硝酸イソソルビドは生体内でもNOを遊離し，同様に血管拡張作用を発現する。

　また，NOは比較的不安定な物質で，すぐに周辺の酸素と反応してNO_2などの窒素酸化物に変化するので，持続的な血管拡張を期待する際には，テープ剤などで時間をかけて吸収させるような工夫が必要になる。

頭痛や血圧低下を引き起こすメカニズムとは

　硝酸イソソルビドのテープ剤は，狭心症の治療薬として広く用いられている[1]。一方で，硝酸イソソルビドの使用により，頭痛や血圧低下がまれに起こるとされている。一般に「頭痛」は，何らかの理由で脳の血管が急激に拡張して起こるが，これを「片頭痛」とよぶ。脳の血管が拡張することで，周囲の三叉神経を刺激し，刺激で発生する炎症物質がさらに血管を拡張して「片頭痛」を引き起こす。また，心身のストレスから解放されたときに急に血管が拡張することがあり，週末などに「片頭

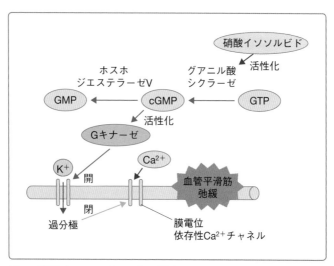

図2　硝酸イソソルビドの作用機序

痛」が起こることもあるようだ。その他には，寝過ぎや寝不足，女性ホルモンの変動，空腹，疲労，光や音の強い刺激なども片頭痛の誘因とされているが，いずれも脳血管の拡張反応と密接に関連している。

　硝酸イソソルビドは，ほとんどの血管組織を弛緩（拡張）させる効果があるので，テープ剤を使用しているときは，冠血管拡張のほかに，全身性の血管拡張が起こり，血圧の低下が引き起こされる（**図2**）。特に，この弛緩現象が脳の血管で強く起こると，片頭痛を引き起こすことになる。

イソソルビドの血管拡張作用は，必ず副作用確認のときに念頭に置きましょう！

▶▶**文献**
1）エーザイ株式会社：ニトロール®錠，添付文書（2014年9月改訂，第10版）

29 アミオダロンと併用できない薬剤が多いのはなぜ？

▼アミオダロン錠の患者さん向け資材

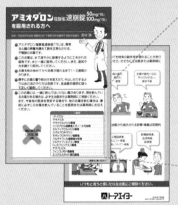

● このお薬には、一緒に飲んではいけない薬があります。現在飲んでいるお薬がある場合は、必ず主治医または薬剤師にご相談ください。また、今後他の医師を受診する場合や、他のお薬を飲む場合は、事前に必ずこのお薬を飲んでいることを医師または薬剤師にお伝えください。

一般名
リトナビル
サキナビル
サキナビルメシル酸塩
インジナビル硫酸塩エタノール付加物
ネルフィナビルメシル酸塩
スパルフロキサシン
モキシフロキサシン塩酸塩
バルデナフィル塩酸塩水和物
シルデナフィルクエン酸塩
トレミフェンクエン酸塩
テラプレビル
フィンゴリモド塩酸塩
エリグルスタット酒石酸塩

一緒に飲んではいけない薬（例）

併用できない薬剤が多いのは……なぜ？

［トーアエイヨー株式会社：アミオダロン塩酸塩速崩錠50mg「TE」・100mg「TE」を服用される方へより］

アミオダロンの抗不整脈作用

　不整脈は，何らかの原因により脈拍が速くなったり遅くなったりと，脈拍が不規則になる状態を指す。心臓の律動的な収縮（脈拍）は，ペースメーカーからの電気シグナルにより心筋細胞膜が膜電位変化（活動電位）を超こすことで維持される。個々の心筋細胞で，この活動電位を主に引き起こしているのが，Na^+とK^+である。1回の活動電位は，心筋細胞内へのNa^+流入によってはじまり，K^+の流出によって終了する。しかし，不整脈では，活動電位が完了する前に何らかの原因によって心臓とは別の場所

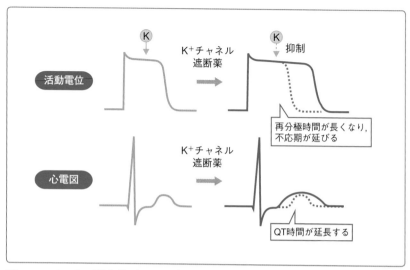

図1　K⁺チャネル阻害薬（アミオダロン）による活動電位の変化

で活動電位が生じてしまうことがあり，これが不規則な脈拍の原因である。これを回避するには，K⁺流出を阻害して1回の活動電位の持続時間を延長してあげると不応期が延長して不要な活動電位の発生を抑制することができる（活動電位持続時間の延長）。このK⁺流出を阻害するために用いられる薬剤がK⁺チャネル阻害薬のアミオダロンである（図1）[1]。

アミオダロンが副作用を引き起こすメカニズムは？

　アミオダロンは，抗不整脈作用だけでなくその副作用も強く現れる薬剤で，他の抗不整脈薬を使用しても効果が期待できない難治性不整脈に，内服薬または静脈注射で用いられる（図2）[1, 2]。

　アミオダロンが重篤な副作用を引き起こす主な原因は大きく分けて2つある。その一つは，まさにアミオダロンの作用機序に由来している。アミオダロンがK⁺チャネルを阻害すると，活動電位持続時間が延長する。そして心電図にはQT延長として現れる（図1）。抗不整脈の効果を期待して活動電位持続時間を延長するために使用したのに，その作用が強いと再分極遅延により不整脈が発生しやすい電気生理学的な環境を生じたり，心室期外収縮やトルサード・ド・ポワント（torsades de

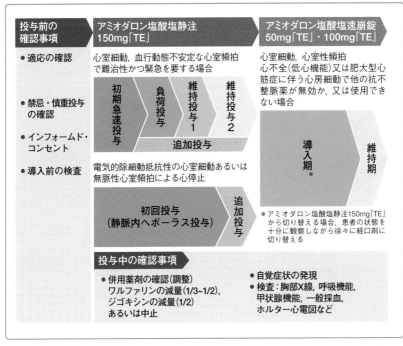

図2　アミオダロンの投与

〔トーアエイヨー株式会社：アミオダロン塩酸塩 安全使用実践マニュアル　治療の流れ（https://med.toaeiyo.co.jp/contents/amz-manual/amz-manual01.html）より〕

pointes；TdP）型の心室頻拍を起こして突然死を誘発したりする。また突然に脈拍が乱れ，めまいや動悸，気分不快が生じて，重症の場合には意識消失や突然死が起こることもある。スパルフロキサシン（抗菌薬）やバルデナフィル（ホスホジエステラーゼ5阻害薬）などの薬剤では，併用によりQT延長の可能性があるためアミオダロンとの併用はできない[2]。

　もう一つの原因は，アミオダロンの代謝と半減期にある。アミオダロンは肝代謝酵素のCYP3A4により代謝されるが，他の薬剤との競合的阻害作用によりアミオダロンの血中濃度が大幅に上昇する可能性ある。さらに半減期が15～16時間と長く，他の薬物との相互作用が長時間にわたると考えられるため，アミオダロンの服用を中止した後もその影響が残りやすいことには注意しておきたい。例えば，リトナビルやネルフィ

ナビルなどのHIVプロテアーゼ阻害薬では，生命に関わるようなQT延長やTdP型の心室頻拍などの重篤な不整脈を引き起こす可能性がある[1,2]。アミオダロンを服用する患者に対しては，現在服用中の医薬品がどのような薬剤か，その都度十分に把握する必要がある。

> まずは併用できない理由を押さえておいて，それから注意すべき薬剤を確認するようにしましょう。併用による副作用は薬剤師が止めるべきことです。

▶▶文献
1) トーアエイヨー株式会社：アミオダロン塩酸塩速崩錠50mg「TE」・100mg「TE」，患者向医薬品ガイド（2016年4月更新）
2) トーアエイヨー株式会社：アミオダロン塩酸塩速崩錠50mg「TE」・100mg「TE」，添付文書（2018年6月改訂，第8版）

30 ジスチグミンによる コリン作動性クリーゼってなに？

▼ウブレチド®錠の添付文書

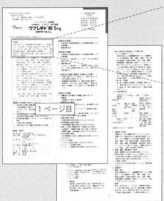

【警告】
本剤の投与により意識障害を伴う重篤なコリン作動性クリーゼを発現し、致命的な転帰をたどる例が報告されているので、投与に際しては下記の点に注意し、医師の厳重な監督下、患者の状態を十分観察すること

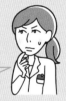

コリン作動性クリーゼって……何？

〔鳥居薬品株式会社：ウブレチド錠5mg, 添付文書（2011年8月改訂，第11版）より〕

ジスチグミンのコリンエステラーゼ（ChE）阻害作用

　ウブレチド®（ジスチグミン）は，「手術後及び神経因性膀胱などの低緊張性膀胱による排尿困難」と「重症筋無力症」に用いられる[1]。ジスチグミンはコリンエステラーゼ（ChE）阻害薬に分類される。ChEは，生体内の主要な神経伝達物質であるアセチルコリン（ACh）を分解する酵素であり，ChE阻害薬はChEを阻害することによりAChの生体内量が増加し，さまざまな薬効を発現する。

　排尿困難には，膀胱の排尿筋（平滑筋）の収縮力が低下すると尿道へ膀胱から尿を押し出す力が弱くなるため（図1），排尿筋を収縮させる

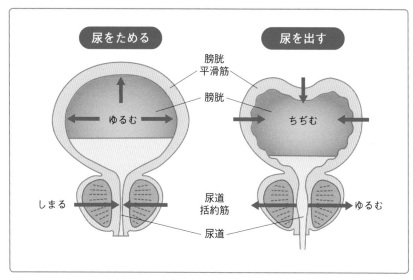

図1 排尿の調節メカニズム

神経伝達物質であるAChを増加させることで排尿障害を緩解する。重症筋無力症には，骨格筋収縮力が弱まっている状況を改善するため，運動神経の伝達物質であるAChを間接的に増加させて筋収縮力を増加させる。

▨ コリン作動性クリーゼとは？

　ジスチグミンは，AChの分解を抑制して間接的にAChの生体内での蓄積を起こす（図2）。ただ，投与からACh蓄積が起こるまでの時間と蓄積量は患者によって異なることも念頭に置く必要がある。ACh蓄積が予測よりも早く進行している場合に，ジスチグミンの服用を続けたなら，AChの過剰な蓄積を引き起こすことがある[1]。そして，この状態になると副交感神経や運動神経が過剰に亢進してしまっているため，腹痛や呼吸困難，下痢，吐き気，多汗，視野狭窄，心拍数低下，全身脱力感など，さまざまな全身性の症状が現れるおそれがあり，ときには意識障害を生じることもある。これらを“コリン作動性クリーゼ”とよぶ。ジスチグミンの投与開始時期には，患者の体内でどれくらいの ACh 蓄積が起こるかを予想することが困難であるため，ACh の蓄積しやすい患者

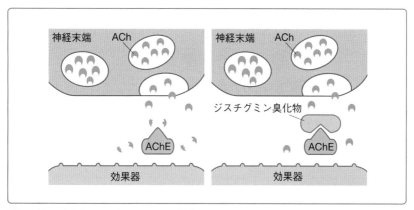

図2　ジスチグミンによるAChEの阻害
〔鳥居薬品株式会社：ウブレチド錠5mg，インタビューフォーム（2014年2月改訂，第8版）より〕

では投与開始の早い段階からコリン作動性クリーゼが出現してしまう。そのため，ジスチグミンの飲みはじめには特に注意をしなければならない。ジスチグミンは少量から投薬を開始し，生体内のACh蓄積による症状の発現は2週間を目安に見守りながら調整をする必要がある。もし，前述の症状が発生した場合は，ただちに服用を中止して，主治医・薬剤師に連絡するように説明する[2]。

　有機リン系農薬やサリンなどの有毒ガスは，ジスチグミンと同様に不可逆的にChEを阻害する。これらの作用は生体内のACh量を増加させるという点でジスチグミンと共通であり，コリン作動性クリーゼの危険性とその対処法をきちんと説明しておくことが重要である。

殺虫剤にもChE阻害作用のあるものが販売されています。なんらかの原因で曝露することでChE阻害による中毒（コリン作動性クリーゼ）を起こすこともあるので，薬剤に限らず聴取することが重要です。

▶▶**文　献**
1) 鳥居薬品株式会社：ウブレチド錠5mg，インタビューフォーム（2014年2月改訂，第8版）
2) 鳥居薬品株式会社：ウブレチド錠5mg，患者向医薬品ガイド（2010年4月更新）

31 リン吸着薬で腸閉塞に注意するのはなぜ？

▼フォスブロック®錠の添付文書

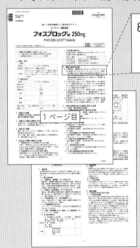

8. 重要な基本的注意
8.1 腸管穿孔、腸閉塞があらわれることがあるので、以下の
点に留意すること。[2.2,9.1.1-9.1.6,11.1.1,11.1.5参照]
・投与開始に先立ち、患者の日常の排便状況を確認すること。

1 ページ目

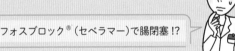

フォスブロック®（セベラマー）で腸閉塞⁉

［協和キリン株式会社：フォスブロック錠250mg，添付文書（2020年11月改訂，第1版）より］

▨ セベラマーのリン吸着作用

　高リン血症は，血清中のリン濃度が4.5mg/dL以上の状態とされている。リン濃度が上昇する原因には，慢性腎臓病や副甲状腺機能低下症，代謝性または呼吸性のアシドーシスなどがあるが，臨床的特徴は随伴する低カルシウム血症によるものと考えられる。その治療としては，リンの摂取の制限およびリン酸結合性制酸薬の投与があげられる。高リン血症患者のほとんどは無症状であるが，低カルシウム血症を併発していればテタニーなどの低カルシウム血症の症状が出現する。特に，慢性腎臓病患者では軟部組織の石灰化がよくみられる。

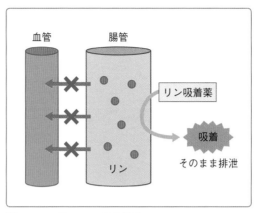

図1　セベラマーの作用機序

　このような高リン血症を改善するためにリン吸着薬とよばれる薬剤が使用されており，セベラマーもこの薬剤の一つである。リン吸着薬は，消化管内でリンを吸着し，血液中へのリンの吸収を抑制する（図1）。そのため，リン吸着薬は食事をしないときに服用しても効果がないばかりでなく，異所性の石灰化が起こることもあるので，食直前あるいは食中・食直後の服用が必要となる。

なぜセベラマーは腸管穿孔や腸閉塞を引き起こすのか？

　セベラマーは，消化管内でリンを吸着して，そのまま排泄される[1], [2]。セベラマーは，リン結合性ポリマーとよばれ，その構造中にリンを取り込む性質がある[2]。このセベラマーはリンとともに水分を吸着して膨潤しリン結合性ポリマーを形成し，消化管を物理的に刺激する（図2）。また，この膨張したリン結合性ポリマーが腸管内に堆積したり，腸管内壁に接着することより腸管の内腔が狭くなったり（腸管狭窄），消化管に刺激による損傷（腸管穿孔）を起こすことになる。そのため，腸管狭窄や腸管穿孔の既往歴，腹部手術の経験がある患者には慎重投与となる[1], [2]。
　腸管閉塞や腸管穿孔に先立ち，腹痛や便秘・下痢，血便などの症状が起こることがあるので，患者への注意喚起が必要となる[3]。

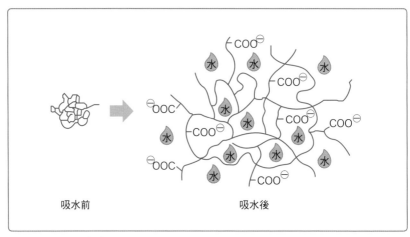

吸水前　　　　　　　　　　　吸水後

図2　リン結合性ポリマー

服用中の患者には，排便回数や便秘の有無などを確認するようにしましょう。

▶▶**文 献**
 1）協和キリン株式会社：フォスブロック錠250mg，添付文書（2020年11月改訂，第1版）
 2）協和キリン株式会社：フォスブロック錠250mg，インタビューフォーム（2020年11月改訂，第1版）
 3）協和キリン株式会社：フォスブロック錠250mg，患者向医薬品ガイド（2020年11月更新）

32 シロドシンで射精障害が起こるのはなぜ？

▼ユリーフ®錠の添付文書

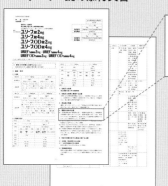

8. 重要な基本的注意
8.1 本剤は副作用の発現率が高く、特徴的な副作用として射精障害が高頻度に認められているため、本剤の使用にあたっては、本剤のリスクを十分に検討の上、患者に対しては副作用の説明を十分に行った上で使用すること。[11.2参照]

排尿障害を改善する薬なのに射精障害！？

〔キッセイ薬品工業株式会社：ユリーフ錠. 添付文書（2020年1月改訂，第1版）より〕

シロドシンの排尿障害改善作用

　ユリーフ®（シロドシン）は，前立腺肥大による排尿障害を改善する薬剤である。前立腺は，膀胱三角部（膀胱底部）に尿道を取り巻くように位置し，精液の一部となる前立腺液を分泌している。この前立腺が肥大化すると，内部を貫通する尿道を圧迫し，膀胱からの尿の排泄を妨げることになる。これが前立腺肥大症による排尿障害である。前立腺が肥大化するメカニズムについては，加齢による男性ホルモンが影響しているとされているが，その詳細についてはいまだ不明な点が多くあるものの，アドレナリンα_1受容体（α_1受容体）への交感神経による刺激が引き金となることが明らかとなっている。さらに膀胱三角部を構成する筋組織もα_1受容体刺激を介して緊張（収縮）して排尿を妨げるといわれている。

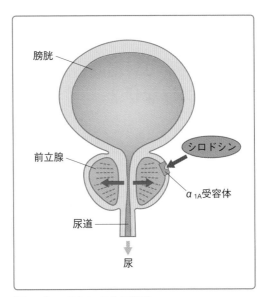

図1　シロドシンの作用機序

　α_1受容体には，α_{1A}受容体，α_{1B}受容体，α_{1D}受容体の3種のサブタイプが存在することが知られている。一般に，α_1受容体への刺激は末梢血管の平滑筋収縮を介して血圧の上昇を引き起こすことが知られているが，これは血管平滑筋に主に発現しているα_{1B}受容体を介した反応である。一方，前立腺にはα_{1A}受容体およびα_{1D}受容体が発現しており，これらの受容体刺激が前立腺の肥大を引き起こす一因となっている。したがって，前立腺の肥大を抑制するためには，α_1受容体遮断薬を用いると，血圧低下という全身性の副作用が強く発現する可能性があるので，サブタイプ選択的なα_{1A}受容体およびα_{1D}受容体遮断薬が有用と考えられる。このようなニーズから生まれたのがシロドシンやタムスロシンといったα_{1A}受容体およびα_{1D}受容体選択的遮断薬である（図1）[1], [2]。

▨ シロドシンが射精障害を引き起こす理由は？

　射精障害は，精管や精囊，膀胱頸部の収縮が抑制されるため，射精時に精液を押し出す力が減弱したり，出なくなる障害である。シロドシンによる射精障害は，前立腺肥大を抑制するためのα_{1A}受容体およびα_{1D}

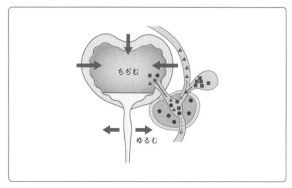

図2　排尿の調節と射精障害（逆行性射精）のメカニズム

受容体遮断作用により，膀胱三角部や前立腺などの下部尿路組織の弛緩
が起こることが原因といわれている。下部尿路組織の弛緩は，射精時に
必要となる膀胱頸部の閉鎖が不完全となり，本来射精すべき精液の一部
が膀胱内に逆流してしまうという現象を起こす（**図2**）。これを「逆行
性射精」とよぶ。さらに，α_{1A}受容体およびα_{1D}受容体は精嚢や精管に
も多量に発現していることから，シロドシンによるこれら受容体の遮断
により精嚢・精管内圧の低下が生じ，尿道に精液が出にくい状態とな
る。これを「射出障害」ともよぶ。シロドシンは，前立腺肥大を抑制す
る延長線上でこれら逆行性射精や射出障害を引き起こす可能性がある[1,2]。

　シロドシンによる射精障害は，薬物の投与中止により回復し，健康に
害を及ぼすものではないが，子どもを望む患者には，投与前に射精障害
に関する説明を十分に行うことも必要となる[1,2]。

> デリケートな問題ではありますが，原因がわからず悩む患者
> さんもおられるので，服薬指導時にはきちんと説明するよう
> にしましょう。

▶▶ 文 献
1) キッセイ薬品工業株式会社：ユリーフ錠．添付文書（2020年1月改訂，第1版）
2) キッセイ薬品工業株式会社：ユリーフ錠．インタビューフォーム（2016年8月改訂，
　　第9版）

33 スタチンで横紋筋融解症に注意するのはなぜ？

▼アトルバスタチンOD錠の患者さん向け資材

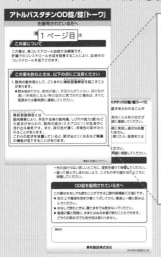

この薬を飲むときは、以下の点にご注意ください

1. 筋肉の副作用として、ごくまれに横紋筋融解症（おうもんきんゆうかいしょう）を起こすことがあります。
   - 飲み始めてから、筋肉が痛い、手足の力が入らない、尿の色が濃い（赤褐色になる）等の症状に気づかれた場合は、すぐに医師または薬剤師に連絡してください。

横紋筋融解症とは（おうもんきんゆうかいしょう）
筋肉障害により、手足や全身の筋肉痛、しびれや脱力（感）などの症状があらわれ、筋肉の成分（ミオグロビン）が血液中に流れ出る病気です。また、尿の色が濃く、赤褐色の尿がみられることがあります。
これらの症状を放置していると、尿が出にくくなるなど腎臓の機能が低下することがあります。

スタチンの副作用として　横紋筋融解症が
知られているけど……なぜ起こるの？

［東和薬品株式会社：アトルバスタチンOD錠10mg「トーワ」を服用されている方へより］

血中コレステロール低下のメカニズム

アトルバスタチンはHMG-CoA還元酵素を阻害することでコレステロールの合成を抑制する脂質異常症の治療薬である。HMG-CoA還元酵素は，主に肝臓においてコレステロールの合成を促進させる（**図1**）[1]。アトルバスタチンはこの酵素を阻害することによりアセチルCoAからメバロン酸への代謝を阻害し，コレステロールの合成を減少させる。ま

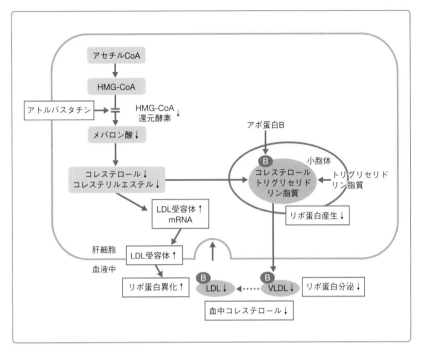

図1 アトルバスタチンの作用機序
〔アステラス製薬株式会社：リピトール錠5mg，10mg．インタビューフォーム（2020年5月改訂，第29版）より〕

た，コレステロールとトリグリセリドなどから形成されるリポ蛋白の産生・分泌も抑制する。そして，肝臓におけるコレステロールを維持するためにLDL受容体の発現量が増加し，血中LDLの取り込みが促進する。このことから血中コレステロールが低下すると考えられている。

▨ 横紋筋融解症はなぜ起こる？

横紋筋融解症は，骨格筋が壊死することで，筋肉痛や脱力感などの症状が現れる疾患である。アトルバスタチンは，コレステロール合成の中間体であるファルネシルピロリン酸の合成を阻害し，さまざまなタンパク質のプレニル化（タンパク質の細胞膜への結合を促進させる修飾の一つ）を抑制する[2]。また，ミトコンドリアの酸化的リン酸化経路を調節する因子であるユビキノン（コエンザイムQ10；CoQ10）を減少させることも明らかとなっている[2]。これらの作用は，骨格筋を壊死させ，ヘ

ムタンパク質の一つで筋肉の成分であるミオグロビンを細胞外（血中）へ流出させる。これにより横紋筋融解症が発症する。また，血中のミオグロビンが増加すると，尿細管閉塞の原因となることが知られており，急性腎不全などの重篤な腎障害へ発展する可能性がある。したがって，アトルバスタチンの副作用として，横紋筋融解症や腎機能障害が起こる可能性がある。

黄疸と肝障害

アトルバスタチン服用中の患者では，横紋筋融解症のほかに肝機能障害の指標となる黄疸にも注意する必要がある。黄疸は血中ビリルビン濃度が上がることで全身の皮膚や粘膜が黄染する症状である。ビリルビンはヘモグロビンの代謝産物であり，肝臓に取り込まれたのちUDPグルクロン酸転移酵素1A1（UGT1A1）によりグルクロン酸抱合を受け胆汁中へ排泄される。通常，アトルバスタチンはビリルビンと同様にUGT1A1により代謝されるが，肝機能障害があればビリルビンの代謝が遅延し，その血中濃度が上昇する。したがって，黄疸がでれば肝機能異常の可能性があることも覚えておきたい。

回復しても重篤な障害を残す横紋筋融解症の早期発見は大変に重要です。服用開始時には「筋肉が痛む」「手足がしびれる」「力が入らない」「こわばる」「全身がだるい」「尿の色が赤褐色になる」など初期症状を見逃さないように注意しましょう！

▶▶文 献
1) アステラス製薬株式会社：リピトール錠5mg，10mg. インタビューフォーム（2020年5月改訂，第29版）
2) Needham M, et al：Statin myotoxicity：a review of genetic susceptibility factors. Neuromuscular Disorders, 24：4-15, 2014

34 認知症治療薬でパーキンソン症状が悪化することがあるのはなぜ？

▼アリセプト®錠の添付文書

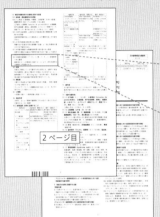

> 9.1.5 錐体外路障害（パーキンソン病、パーキンソン症候群等）のある患者
> 線条体のコリン系神経を亢進することにより、症状を誘発又は増悪する可能性がある。

2ページ目

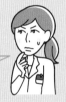

> 添付文書の「9. 特定の背景を有する患者に関する注意」には，増悪する可能性があると書かれている…。

〔エーザイ株式会社：アリセプト錠，添付文書（2020年7月改訂，第1版）より〕

░ ドネペジルは興奮毒性から神経を保護

　ドネペジル（アリセプト®）はピペリジン骨格を有するアセチルコリンエステラーゼ（AChE）阻害薬であり，脳内のコリン作動性神経を活性化することで，認知機能を高める薬である。

　グルタミン酸は，N-メチル-D-アスパラギン酸（NMDA）受容体を介して，記憶や学習を促進させる。しかし，グルタミン酸による刺激が強すぎるとその興奮毒性により神経細胞死が引き起こされる。アルツハイマー病患者の脳に多くみられるβ-アミロイドはNMDA受容体のグルタミン酸結合部位に結合することが知られており[1]，興奮毒性を引き起こす

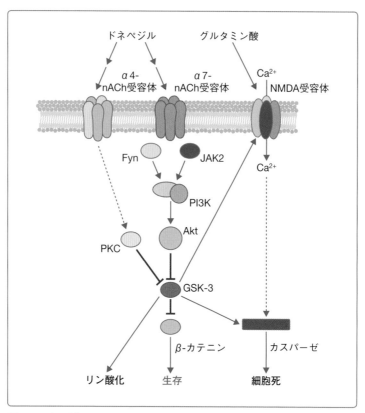

図1　ドネペジルの作用点

〔Akaike A, et al：Nicotinic Acetylcholine Receptor Signaling in Neuroprotection. Springer, 2018より〕

原因の一つであると考えられている[2]。

　ドネペジルは，AChを分解する酵素であるAChEを可逆的に阻害することでシナプスにおけるACh量を増加させる。シナプスに放出されたAChは，シナプス後細胞のα7-ACh受容体やα4β2-ACh受容体を介して生存シグナルを活性化することで，NMDA受容体を介した興奮毒性から神経を保護すると考えられている（図1）[3]。

▨ 症状悪化！？　薬剤性！？

　ドネペジルはアルツハイマー型認知症，レビー小体型認知症に対して適応をもつ。この2つはともに認知機能障害が特徴としてあるが，レ

ビー小体型認知症においてはパーキンソン症状もみられることがある。パーキンソン症状は，手足の震えや筋肉のこわばり，動きの鈍化などの症状を指し，線条体（Striatum）におけるドパミンの減少により引き起こされると考えられている。線条体においてドパミンは，黒質緻密部から伸びたドパミン作動性神経から放出され，ドパミンD_2受容体を介してACh作動性神経の活性を抑制する。

　一方で，線条体におけるAChはGABA作動性神経を活性化することで淡蒼球（Globus pallidus）におけるGABA作動性神経を抑制する。淡蒼球内節のGABA神経は視床のグルタミン酸神経を抑制することで運動野を不活性化し，運動機能を負に調節してしまう[4]。したがって，ドネペジルにより線条体におけるAChの量が増加すると運動機能がより抑制され，パーキンソン症状が悪化すると考えられる。このことから，レビー小体型認知症患者においてパーキンソン症状がみられた場合，症状の進行なのか，薬剤性によるものなのかを念頭に置いたうえで医師と相談することが望ましい。

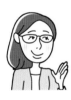

ドネペジルはAchE阻害薬なのでAchを増やします。一方，パーキンソン病はドパミンの減少によりAchが優位になり，抗コリン薬が処方されます。つまり，それぞれの薬剤の阻害作用を考えれば，Achを増加させるドネペジルでパーキンソン症状が一時的に悪化することもあるとわかります。

▶▶ 文 献

1) Richard FC, et al：Effects of beta-amyloid-(25-35)peptides on radioligand binding to excitatory amino acid receptors and voltage-dependent calcium channels：evidence for a selective affinity for the glutamate and glycine recognition sites of the NMDA receptor. Neurochem Res, 22：1437-1442, 1997

2) Shankar GM, et al：Natural oligomers of the Alzheimer amyloid-beta protein induce reversible synapse loss by modulating an NMDA-type glutamate receptor-dependent signaling pathway. J Neurosci, 27：2866-2875, 2007

3) Akaike A, et al：Nicotinic Acetylcholine Receptor Signaling in Neuroprotection. Springer, 2018

4) Kim EB, et al：Ganong's Review of Medical Physiology. McGraw-Hill Education/Medical

35 クエチアピンで血糖値が上昇するのはなぜ？

▼クエチアピンの患者さん向け資材

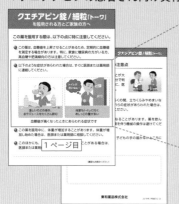

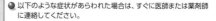

● 以下のような症状があらわれた場合は、すぐに医師または薬剤師に連絡してください。

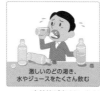

激しいのどの渇き、水やジュースをたくさん飲む

何度もトイレに行くおしっこの量が多い

血糖値が高くなったときにあらわれる症状です

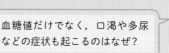

血糖値だけでなく，口渇や多尿などの症状も起こるのはなぜ？

〔東和薬品株式会社：クエチアピン錠/細粒「トーワ」を服用される方とご家族の方へより〕

クエチアピンはどんな受容体に作用する？

　　クエチアピンはジベンゾチアゼピン系誘導体の一つで，双極性障害のうつ症状に対する治療薬として使用されている。クエチアピンは，肝臓でノルクエチアピンに代謝されることが知られており，両者は5-HT_{2A}をはじめとする5-HT受容体やDA受容体，その他にもヒスタミンH_1受容体やアドレナリンα受容体，ムスカリン受容体，ノルアドレナリントランスポーター（NAT）など非常に多くの標的に作用することから多元受容体作用抗精神病薬（multi-acting receptor targeted antipsychotic；

表1 クエチアピンおよびノルクエチアピンの各種受容体およびトランスポーター
に対する親和性

受容体・トランスポーター	ノルクエチアピン		クエチアピン	
	種	Ki値 (nmol/L)	種	Ki値 (nmol/L)
セロトニン5-HT$_{1A}$	ヒト	191	ヒト	1,040
セロトニン5-HT$_{1B}$	ラット	50.1	ラット	＞10,000[a]
セロトニン5-HT$_{2A}$	ヒト	2.93	ヒト	37.9
セロトニン5-HT$_{2B}$	ヒト	20.1	ヒト	221
セロトニン5-HT$_{2C}$	ヒト	27.1	ヒト	1,410
セロトニン5-HT$_3$	ヒト	1,020	ヒト	9,620
セロトニン5-HT$_{5A}$	ヒト	1,280	ヒト	10,500
セロトニン5-HT$_6$	ヒト	506	ヒト	2,360
ドパミンD$_1$	ヒト	99.8	ラット	1,268[a]
ドパミンD$_2$	—	—	ラット	329[a]
ヒスタミンH$_1$	ヒト	1.15	ヒト	4.41
ムスカリンM$_1$	ヒト	38.3	ヒト	1,860
ムスカリンM$_2$	ヒト	675	ヒト	4,010
ムスカリンM$_3$	ヒト	8.91	—	—
アドレナリン$_{a1}$	ラット	37.2	ラット	94[a]
アドレナリン$_{a2}$	ラット	1,290	ラット	271[a]
NAT	ヒト	34.8	ヒト	＞10,000[a]
SERT	ヒト	358	ヒト	＞10,000[a]
DAT	ヒト	14,200	ヒト	＞10,000[a]
MAT	ウサギ	12,000	ウサギ	78,000

Ki値：阻害定数．IC50値：50％抑制濃度．Ki値およびIC50値は1試行の値あるいは3-4試行の
平均値．NAT：ノルアドレナリントランスポーター．SERT：セロトニントランスポーター．
DAT：ドパミントランスポーター．MAT：モノアミントランスポーター
a) IC50 (nmol/L)

　MARTA) に分類されている (表1)。

▨ クエチアピンの作用機序

　前頭前野のドパミン (DA) 神経終末には5-HT$_{2A}$受容体が発現してお
り，DAの遊離を抑制することが知られている。クエチアピンやノルク

エチアピンは，5-HT$_{2A}$受容体を遮断することで前頭前野におけるDA濃度を上昇させ，これより陰性症状を改善させると考えられている。また，線核や扁桃体，海馬における5-HT$_{1A}$受容体の活性化が抗不安作用を促すのではないかと考えられている。

クエチアピンは複数の作用点と効果をもつ

　クエチアピンおよびノルクエチアピンは前述のように非常に多くの標的に作用するため，以下のような副作用が起こりうる。

（1）体重の増加
　視床下部におけるヒスタミンH$_1$受容体遮断およびセロトニン5-HT$_{2C}$受容体遮断により食欲が増し，体重が増加すると考えられている[1]。

（2）血糖値の上昇
　食欲および体重増加によりインスリン抵抗性が惹起されることで，血糖値が上昇する可能性がある。また，クエチアピンが膵β細胞に直接作用しインスリンの分泌を抑制することも示唆されているが，詳しいメカニズムは明らかになっていない[1]。

（3）口渇
　血糖値が上昇すると，身体はその濃度を薄めるために水分を欲するようになる。

（4）多尿
　喉が乾きやすくなることで飲水量が増加し，尿量が増加することがある。

　非常に多くの受容体に作用することから，いろいろな副作用が起こるのですネ！受容体の選択ができる薬があるといいですね！

▶▶文　献

1) Vuk A, et al：Diabetic ketoacidosis associated with antipsychotic drugs：case reports and a review of literature. Psychiatria Danubina, 29：121-135, 2017

36 睡眠薬は飲んだらすぐに寝ないといけないのはなぜ？

▼サイレース®の患者さん向け資材

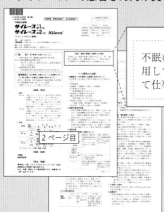

〈用法・用量に関連する使用上の注意〉

不眠症には、就寝の直前に服用させること。また、服用して就寝した後、睡眠途中において一時的に起床して仕事等をする可能性があるときは服用させないこと。

2ページ目

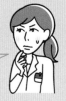

お薬を服用したらすぐに布団に入らなければいけないのはなぜ？

〔エーザイ株式会社：サイレース錠，添付文書（2019年改訂，第12版）〕

フルニトラゼパムの作用機序

　γ-アミノ酪酸（GABA）はGABA受容体に作用し，催眠および鎮静作用を引き起こす抑制性の神経伝達物質である。GABA受容体には塩化物イオン（Cl⁻）チャネル内蔵型のGABA_Aチャネルと G蛋白共役型のGABA_B受容体が存在する。GABA_A受容体は主に2つのαサブユニット（α1～6）と2つのβサブユニット（β1～3），1つのγサブユニット（γ1～3）からなる5量体を形成している。フルニトラゼパムは，αサブユニットとγ2サブユニットから形成される部位に結合し，GABAのGABA_A受容体に対する親和性を増大させることで，チャネル活性を増強させると考えられている[1]。GABA_A受容体は覚醒中枢とよばれる青斑

231

核（LC）や縫線核（RN）を含む脳のさまざまな領域に発現しており[2]，フルニトラゼパムはこれらを抑制することで睡眠や鎮静作用をもたらすと考えられている。

▨ 服用したらすぐに布団に入らないといけないのか

　記憶の形成は，海馬CA1領域にあるグルタミン酸作動性の錐体神経によって制御されている。$GABA_A$受容体は，海馬CA1領域に存在するグルタミン酸作動性神経にも発現しており，GABAがこの神経を抑制することで，記憶や認知機能を負に調節する。フルニトラゼパムによりGABAの作用が増強すると，グルタミン酸作動性神経が過剰に抑制され，認知機能が低下することで健忘症が引き起こされる可能性がある。実際，成人女性を対象とした臨床試験結果より，通常の服用量である1mgのフルニトラゼパムを経口投与した被験者の55％が，服用後20〜30分で記憶力が低下しはじめることが報告された（図1）[3]。薬の効果が

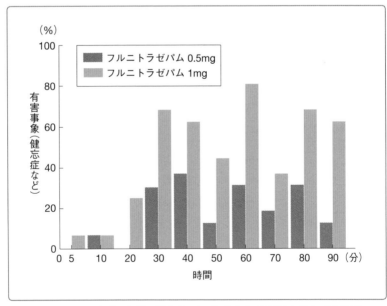

図1　フルニトラゼパムを経口投与してから健忘症が出現するまでの時間

〔Mckay AC, et al：Br J Anaesth, 52：1247-1257, 1980より〕

現れ記憶があいまいになると，服用したことを忘れ，過剰摂取する危険性が高まるため，服用したらすぐに布団に入ることが望ましい[4]。

睡眠薬を飲んで眠くなるまでテレビを見ている患者さんは少なくありません。医療者にとってあたり前の注意事項でも，きちんと説明していないと間違ったことがあたり前に行われていることもよくあります。

▶▶文 献

1) Uusi-Oukari M, et al：Regulation of GABA（A）receptor subunit expression by pharmacological agents．Pharmacol Rev, 62：97-135, 2010

2) Nothdurfter C, et al：Recent developments in potential anxiolytic agents targeting GABA_A/BzR complex or the translocator protein（18kDa）（TSPO）．Curr Top Med Chem, 12：360-370, 2012

3) A. C. Mckay and J. W. Dundee：Effect of oral benzodiazepines on memory．Br. J. Anaesth., 52：1247-1257, 1980

4) エーザイ株式会社：サイレース錠1mg. インタビューフォーム（2019年8月改訂，第9版）

37 炭酸リチウムの血中濃度上昇に 注意するのはなぜ？

▼リーマス® 錠の患者さん向け資材

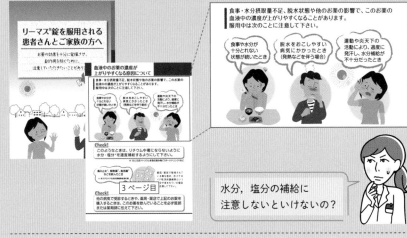

［大正製薬株式会社：リーマス® 錠を服用される患者さんとご家族の方へより］

炭酸リチウムはどんな薬？

　炭酸リチウムは，躁病や双極性障害の躁状態に用いられている。特徴としては，躁状態に対して病相期間を短縮し，発症回数を減少させる。また，異常な高揚や興奮に対して特異的な鎮静作用もあるが，生理的な機構まで抑制はしない。うつ状態になりにくいことも特徴の一つである。

炭酸リチウムの作用機序

　リチウムは，さまざまなタンパク質の発現に関わるグリコーゲン合成酵素キナーゼ-3（GSK3）を阻害することが知られている。これにより神経細胞のサバイバル因子である脳由来神経栄養因子（BDNF）や

cAMP応答配列結合蛋白（CREB）などの発現量が促進され，アポトーシスに関わる因子であるp53やBaxなどの発現量が抑制される。また，N-メチル-D-アスパラギン酸（NMDA）型グルタミン酸受容体やイノシトールモノフォスファターゼ（IMP）を抑制し，ホスファチジルイノシトール3キナーゼ（PI3K）を活性化することから，細胞死の抑制や神経の可塑性に関わるのではないかと考えられている[1]。このような働きによって，過剰な感情の高まりや行動が抑えられるのではないかと考えられている。

▨ 水分，塩分を適宜補給する

　リチウムは吸収後無機イオンとなるため代謝を受けず，大部分は腎から排泄される。血中リチウムの有効濃度は0.3～1.2mEq/Lであり，1.5mEq/Lを超えるとリチウム中毒を起こす危険性が高まる。主なリチウム中毒の症状として，初期段階では食欲低下や，消化器症状（嘔気，嘔吐，下痢など），中枢神経症状（振戦，傾眠，錯乱など），運動機能症状（運動障害，運動失調など），全身症状（発熱，発汗など）がみられ，中毒が進行すると全身けいれん，ミオクローヌスなどが現れる[2]。リチウムはナトリウムと同じ経路で細胞内に取り込まれることから，血中のナトリウム濃度が低いと，尿中に排泄されたリチウムの再吸収が亢進し，血中リチウム濃度が上昇する可能性がある。したがって，リチウム中毒を予防するために水分および塩分を適宜補給するようにすることが大切である。

リチウム中毒を予防するため，水分や塩分を補給することを患者さんに伝えていますか？

▶▶ 文 献
1) Dell'Osso L, et al：A new look at an old drug：neuroprotective effects and therapeutic potentials of lithium salts. Neuropsychiatric disease and treatment 12：1687-1703, 2016
2) 大正製薬株式会社：リーマス錠100, 医薬品インタビューフォーム（2019年4月，改訂第7版）

38 痛風を抑制するはずの薬で 痛風発作が起こるのはなぜ？

▼フェブリク®の患者さん向け資材

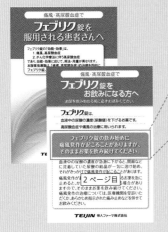

フェブリク錠の飲み始めに
痛風発作が起こることがありますが、
そのままお薬を飲み続けてください。

痛風発作が起こっても
そのまま飲み続けるのか……

〔帝人ファーマ株式会社：フェブリク®錠を服用される患者さんへ（2019年6月改訂）より〕

フェブキソスタットの作用機序

　フェブリク®（フェブキソスタット）はキサンチンオキシダーゼ阻害薬であり，痛風，高尿酸血症またはがん化学療法に伴う高尿酸血症の治療薬として使用されている。

　痛風は，関節炎を主な症状とする疾患である。高尿酸血症の状態が長く続くと手足などの関節に蓄積し結晶化した尿酸塩が関節腔内に剥がれ落ちることで炎症が引き起こされると考えられている。剥離した尿酸塩の結晶を白血球が異物と認識し，排除する過程で炎症反応が起こる。尿酸はプリン体の代謝産物であり，肝臓においてヒポキサンチンからキサンチ

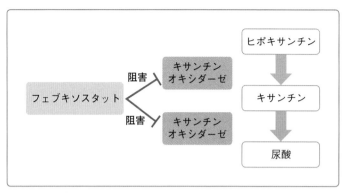

図1　フェブキソスタットの作用

ンを経て産生される[1]。その過程を触媒するのがキサンチンオキシダーゼ
とよばれる酵素であるが，フェブキソスタットはこのキサンチンオキシ
ダーゼの作用を選択的に阻害することで尿酸産生を抑制している（図1）。

飲み始めに痛風発作

　フェブキソスタットを服用し血中の尿酸値が低下すると，尿酸塩の結
晶が再溶解しはじめ剥がれやすくなる。これより一時的に痛風の発作が
引き起こされることがある。米国およびカナダの研究では，痛風患者に
フェブキソスタットを投与したところ，最初の9〜12週目で痛風発作
のピークが現れ，その後右肩上がりに発作が改善することが明らかに
なった（図2）[2]。これは，同じく高尿酸血症の治療薬であるアロプリ
ノールでも同様の結果が得られている[2]。したがって，フェブキソス
タットの服用により，痛風発作が現れても自らの判断で薬の量を変更し
たり中止したりせず，そのまま飲み続けることが重要である。

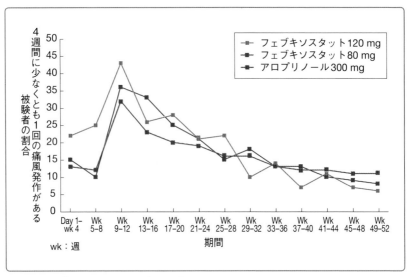

図2 フェブキソスタットと痛風発作

〔Becker et al：N Engl J Med, 353：2450-2461, 2005 より〕

薬を飲み始めて症状が悪化したなら，アドヒアランスは低下してしまいます。添付文書をみただけでは患者さんの不安はとれません。理由をきちんと説明することを忘れずに！

▶▶文 献

1) 帝人ファーマ株式会社：フェブリク錠10 mg. 医薬品インタビューフォーム（2020年3月改訂，第8版）

2) Becker et al., Febuxostat Compared with Allopurinol in Patients with Hyperuricemia and Gout, N Engl J Med, 353：2450-2461, 2005

Index

244

製剤・薬理学から服薬支援を強化する

頻用薬のこれなんで？

定価　本体3,200円（税別）

2021年 7 月27日　　発　行
2021年 9 月20日　　第 2 刷発行
2021年12月20日　　第 3 刷発行
2022年 8 月10日　　第 4 刷発行

編　著　　　倉田 なおみ

発行人　　　武田 信

発行所　　　株式会社 じ ほ う

　　　　　　101-8421　東京都千代田区神田猿楽町1-5-15（猿楽町SSビル）
　　　　　　振替　00190-0-900481
　　　　　　＜大阪支局＞
　　　　　　541-0044　大阪市中央区伏見町2-1-1（三井住友銀行高麗橋ビル）
　　　　　　お問い合わせ　https://www.jiho.co.jp/contact/

©2021　　　　　　　　　組版　クニメディア（株）　　　印刷　音羽印刷（株）
Printed in Japan

ISBN 978-4-8407-5372-2